Heike Führ wurde 1962 in Mainz geboren, ist verheiratet und hat 2 erwachsene Kinder - seit 5 Jahren lebt Seelenhund Smiley bei ihr und ihrem Mann.

Sie ist seit 1994 an Multiple Sklerose erkrankt und kennt deshalb die Erschöpfung (Fatigue) ganz besonders gut. Zur Information darüber führt sie eine Webseite, sowie die gleichnamige sehr lebendig laufende Facebook-Seite. Sie ist mittlerweile eine sehr erfahrene und routinierte Bloggerin und arbeitet für mehrere Projekte.

Sie hat bereits 17 MS-Begleitbücher, 2 Kinderbücher, pädagogische Bücher, sowie Kochbücher zur entzündungshemmenden Ernährungsform „Low Carb" geschrieben.

Des Weiteren informiert die aktive Bloggerin über CBD/Hanf und dessen Wirksamkeit.

Heike Führ ist ausgebildete Erzieherin mit vielen pädagogischen und psychologischen Fort- und Weiterbildungen mit dem Schwerpunkt „Pädagogische Psychologie". Sie belegte auch mehrere Kurse für „Yoga mit Kindern". Diese intensive Zeit und ihr pädagogisches Wissen prägen auch ihr Schreiben.

http://multiple-arts.com/

Dieses Buch ist meinem Mann Peter gewidmet!
Für gemeinsame Wege...

Heike Führ

Erschöpfung:
Mit der Kraft am Ende

Chronisches Erschöpfungssyndrom,
Fatigue, Burnout und Depressionen

Ein Ratgeber - Wege aus dem Tief

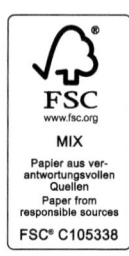

>Erschöpfung: Mit der Kraft am Ende <

© 2019 Heike Führ

Originalausgabe Februar 2019

© 2019 Herstellung und Verlag:

BoD – Books on Demand, Norderstedt

ISBN: 9783748191094

© 2018 Satz, Layout: Heike Führ

Cover-Foto: Heike Führ

Bibliografische Information der Deutschen Nationalbibliothek: Die Deutsche Nationalbibliothek verzeichnet diese Publikation in der Deutschen Nationalbibliografie; detaillierte bibliografische Daten sind im Internet über http://dnb.de abrufbar. Printed in Germany

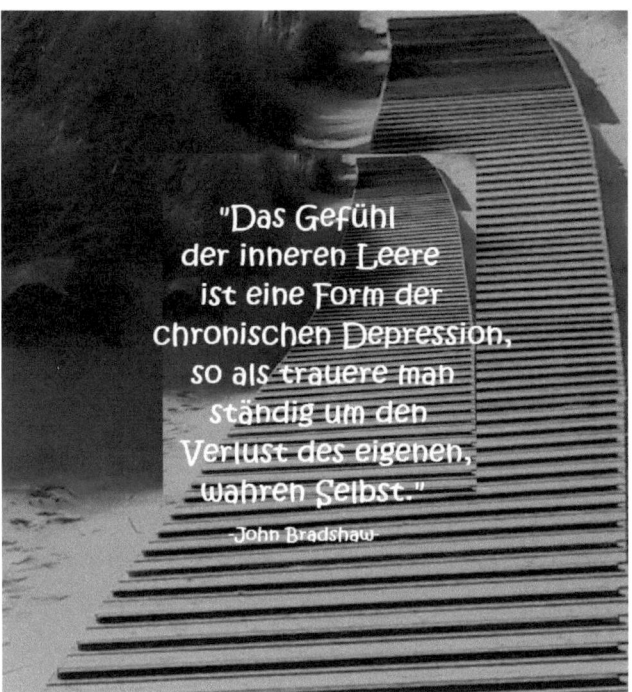

"Das Gefühl
der inneren Leere
ist eine Form der
chronischen Depression,
so als trauere man
ständig um den
Verlust des eigenen,
wahren Selbst."

-John Bradshaw-

Inhaltsangabe

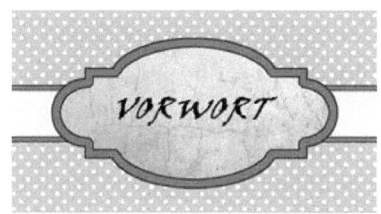

VORWORT

Liebe Leser,

da ich selbst erheblich mit „Erschöpfung" zu tun habe, möchte ich all meine Recherchen, meine Texte und mein Erleben zusammenfassen.

Ich bin seit 1994 an Multipler Sklerose (MS) erkrankt und eines meiner Haupt-Symptome ist die FATIGUE (= abnorme Erschöpfung und Erschöpfbarkeit).

Manchmal ist es schwierig dieses Fatigue-Syndrom vom „chronischen Fatigue-Syndrom", das als eigenständige Erkrankung gilt, abzugrenzen. Die Ähnlichkeiten sind enorm groß. Allerdings sind die Auslöser/Ursachen teilweise andere.

Bei MS weiß man, dass die Auslöser auf Grund einer gestörten Funktion der Nervenleitungen herführen können, ebenso wie durch bestimmte „Läsionen" (Entmarkungsherde) im Gehirn oder Rückenmark.

Ich habe über die MS-Fatigue und die „Grenzenlose Erschöpfung bei MS" schon jeweils ein Buch geschrieben und widme mich diesem Thema auch sehr häufig in meinen Blogbeiträgen. Aus der Intention heraus einen Blogbeitrag zu schreiben, ist nun dieses Buch entstanden, da die Fülle der Informationen einen Blog-Text bei Weitem übertroffen hätte.

Da ich bei mir recht gut die „emotionale Fatigue" von der „normalen Fatigue" unterscheiden kann, aber herausfinden wollte, was dabei in meinem Kopf und Körper eigentlich vorgeht, recherchierte ich.

So entstand also dieses Büchlein zur Fatigue, zur Erschöpfung, zu Depressionen und CFS sowie zu Burnout.

Meiner Meinung nach hängen Körper, Geist und Seele eng zusammen und sollten niemals getrennt voneinander betrachtet werden, sondern immer als Ganzheit. Aus diesem Grund sind auch die durch eine

Erschöpfung entstehenden Symptome im Sinne der „Psychosomatik" kein Wunder und müssen ebenso gesehen werden wie die Abgeschlagenheit an sich!

Ich habe dieses Buch deshalb auch in verschiedene Bereiche untergliedert und bin auch auf die MS-Fatigue eingegangen. Menschen mit beispielsweise CFS oder Fibromyalgie finden sich in meinen Postings auf meinem Blog nämlich ebenso wieder wie MS-Betroffene und daran sieht man, dass das Ausmaß und das persönliche Erleben genau das ist, was uns alle gemeinsam und gleichermaßen beschäftigt und was wir aushalten müssen. Noch dazu sind alle Erkrankungen (wie Depressionen, Burnout, Erschöpfung) oft noch mit einem Tabu behaftet und leider immer noch nicht in der Gesellschaft voll anerkannt.

Dieses Phänomen kenne ich von der MS: die unsichtbaren Symptome meiner Erkrankung führen oft zu Missverständnissen, Unverständnis und unsinnigen „gut gemeinten" Rat-SCHLÄGEN!

Dies war auch ursprünglich der Grund warum ich mit dem Schreiben und Bloggen überhaupt anfing: ich wollte mir die Verzweiflung über merkwürdige Kommentare oder Unverständnis der Außenstehenden von der Seele schreiben. Daraus ist ein aktiver Blog mit der dazugehörigen sehr lebendig verlaufender Facebook-Seite geworden und ich bin in vielen sozialen Medien unterwegs und schreibe Bücher.

Wie immer sind hier auch (emotionale) Texte, Links und Querverweise enthalten, damit Sie sich rundum informieren können.

Am Ende des Buches nehme ich mich noch eines besonderen Themas an: dem CBD (Hanf/ Cannabidiol), da mir das CBD überaus gut gegen meine Fatigue geholfen hat. Viele meiner Texte habe ich in der Zeit vor der Einnahme des CBD-Öls geschrieben und sie sind deswegen auch sehr emotional und heftig. Heute habe ich deutlich weniger Fatigue und erheblich mehr Lebensqualität gewonnen – durch CBD, das legal erhältlich und frei von Nebenwirkungen und THC ist! Lassen Sie sich überraschen!

Da sich die Themengebiete Erschöpfung / Depression / CFS / Burnout zum Teil überschneiden, kann es sein, dass ich mehrfach Symptome oder Ursachen nenne – ich möchte aber jedes Kapitel vollständig gestalten. Außerdem nehme ich mich des chronischen Erschöpfungssyndroms (auch ME oder CFS genannt) gesondert an. Manchmal sind Abgrenzungen schwierig und gerade das CFS scheint der

MS-Fatigue so ähnlich zu sein und ist ja doch eine eigenständige Erkrankung. Aber im Kontext ergeben sich immer wieder tolle Erklärungen und Infos, die für alle chronisch erschöpften Menschen hilfreich sein können. Deswegen führe ich alle Erkrankungen auch einzeln nochmals auf.

Ich habe ausgiebig und sehr systematisch recherchiert und bin vor allem mit der MS-Fatigue sehr vertraut, da ich selbst darunter leide.

Wie immer in meinen Büchern gibt es von mir den Hinweis, dass ich medizinischer Laie bin, die Lehrbücher weder neu schreiben noch neu erfinden möchte, sondern aus meinen Erfahrungen heraus schreibe und sehr gründlich nachforsche.

Des Weiteren beziehe ich viele Infos von Betroffenen mit ein und oft sind solche Hinweise besonders wertvoll, da sie einem einzigartigen inneren Erleben entspringen, das kein Fachbuch so wiedergeben kann.

Ich stehe mit zwei Fachärzten in einem sehr engen Kontakt, die mir beide sagen, dass sie gerade diese Perspektive der Selbst-Betroffenen so spannend, wichtig und informativ finden, da es genügend wissenschaftliche Berichte gäbe, aber wenige detaillierte Erfahrungsberichte, die auf einer anderen Ebene extrem wichtig und hilfreich sind - auch für Mediziner. Das freut mich natürlich, denn wir können nur effektiv aufklären, wenn alle Beteiligten „mitmachen"!

Deshalb empfehle ich, alle Kapitel gut durchzulesen, da sich die Symptome oft überschneiden und Ihnen vielleicht sonst Anhaltspunkte und Infos verloren gehen würden.

Viel Freude mit dem Buch,

Heike Führ

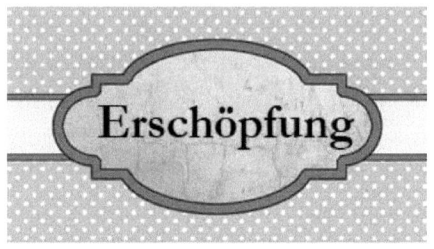

Emotionale Erschöpfung: das sagt sich so leicht und doch ist es ein ernstzunehmendes Problem.

Müde, erschöpft und abgeschlagen? Jeder Mensch fühlt sich hin und wieder müde, ermattet und abgeschlagen! Erschöpfung ist ein häufig auftretendes Symptom, das viele Ursachen haben kann. Meist tritt Erschöpfung vorübergehend auf und es gibt dafür Gründe, wie ein stressiger Arbeitstag, ein intensives Sporttraining, eine unruhige Nacht - doch was kann man tun, wenn die Beschwerden länger anhalten und über eine „allgemeine Schlappheit/Energielosigkeit" hinausgehen? Erschöpfung kann auch als Symptom von Erkrankungen auftreten. Woran erkennt man diese? Und was kann man dagegen unternehmen?

Nach Atembeschwerden ist Erschöpfung das zweithäufigste Symptom, das Allgemeinmediziner von Patienten zu hören bekommen.

Klar ist auch, dass Körper und Geist ein begrenztes Energiekontingent haben. Sobald dieses aufgebraucht ist spürt man Konsequenzen und alltägliche Aufgaben erscheinen plötzlich mühsam, anstrengend oder kaum bewältigbar! Einfache Tätigkeiten werden plötzlich zur Herausforderung.

Zu den häufigsten Ursachen von Müdigkeit und Erschöpfung zählen:
*   Blutarmut (Anämie)
*   Diabetes mellitus
*   Herzinsuffizienz
*   Schilddrüsenunterfunktion und
*   Depressionen

Menschen mit chronischen Erkrankungen haben manchmal schon andere Beeinträchtigungen, eventuell einen geschwächten Körper und mannigfaltige körperliche Symptome. Dass auf Grund eines erschwerten Alltages, der durch körperliche Beeinträchtigungen deutlich anstrengender sein kann, auch seelische Probleme auftreten können, ist fast schon eine logische Folge.

Das heißt, eine emotionale Erschöpfung ist auch nie isoliert zu betrachten, sondern immer nur im Ganzen, im Kontext.

Gekennzeichnet ist eine emotionale Erschöpfung oft durch:

- Fehlende Energie
- Fehlende Motivation und Desinteresse für das Leben
- Erhöhte Sensibilität gegenüber Stress oder stressigen Situationen
- Konzentrationsschwierigkeiten oder Aufmerksamkeitsdefizite
- Sich selbst fremd zu werden oder das Umfeld nicht mehr zu (er)-kennen (Depersonalisation)

Das heißt, man hat oft eine geringere Toleranz gegenüber Stress oder Stresssituationen. Außerdem kann eine Depersonalisation stattfinden – das bedeutet, dass man sich sogar in seiner eigenen Haut und auch in der näheren Umgebung plötzlich fremd fühlen kann.

Es gibt viele Gründe warum sich eine Erschöpfung entwickelt. Oft zehren alltägliche Dinge an den Kräften. Ein stressiger Alltag mit Kindern beispielsweise kann dies fördern - Frauen und/oder Männer kümmern sich aber nicht nur um die Kinderbetreuung, sondern schmeißen auch noch den Haushalt, arbeiten halb- oder ganztags. Dann ist es kein Wunder, wenn sie irgendwann ein stetes Gefühl der Überforderung empfinden – und dies nicht etwa bei schweren Aufgaben, sondern wirklich schon im „Kleinen", im Alltäglichen - wie beim Wäschewaschen, Putzen oder Einkaufen. Das sollte dann ein Alarmsignal sein.

Dazu kommt ja eventuell noch beruflicher Stress. So kann der Beruf noch (zusätzlich) an den Energiereserven, die sowieso nur begrenzt sind, nagen und zur Erschöpfung führen.

Eine akute Erschöpfung kann auch in eine chronische Erschöpfung übergehen und vielfältige Emotionen mit sich bringen und aufwühlen.

- **Emotion** bezeichnet eine Gemütsbewegung im Sinne eines Affektes. Sie ist ein psychophysiologisches, auch psychisches Phänomen, das durch die bewusste oder unbewusste Wahrnehmung eines Ereignisses oder einer Situation ausgelöst wird. (Quelle: https://de.wikipedia.org/wiki/Emotion)

Erschöpfung/Ermüdung

Es gibt zwei Typen von Ermüdung:

- Zur **körperlichen,** sogenannten **„peripheren"** Ermüdung kommt es, wenn es der Muskulatur an Energie mangelt. Das passiert zum Beispiel, wenn die Muskeln während eines intensiven Sporttrainings ihre Glykogen-Depots (= die Zuckerspeicher) aufgebraucht haben.

- Die **„zentrale", psychische Ermüdung** geht vom zentralen Nervensystem aus. Sie entsteht, wenn sich das Gleichgewicht der Botenstoffe im Gehirn verschiebt.

Die beiden Formen der Ermüdung lassen sich allerdings nicht immer klar voneinander abgrenzen. Häufig haben sie gemeinsame Ursachen. Eine Unterzuckerung (Hypoglykämie) zum Beispiel kann einerseits dazu führen, dass den Muskeln der Kraftstoff ausgeht. Andererseits kann der Zuckermangel den Stoffwechsel der Nervenzellen beeinträchtigen und somit zu einer zentralen Ermüdung führen.

Zudem stehen die beiden Formen der Ermüdung miteinander in Wechselwirkung: ist die Skelettmuskulatur überlastet, kann sie das zentrale Nervensystem hemmen, um den Körper somit vor einer Überbeanspruchung zu schützen.

Zunächst ist Erschöpfung also kein Zeichen für eine Erkrankung, sondern ein normaler körperlicher Zustand wie Hunger oder Durst. Wenn man sich allerdings **ohne ersichtlichen Grund** und **über längere Zeiträume** hinweg erschöpft fühlt, kann dies ein Warnsignal sein. (Quelle: https://www.onmeda.de/symptome/erschoepfung.html)

Psychische Probleme, die häufig zu Erschöpfung führen:

- Das Burnout-Syndrom
- Depression

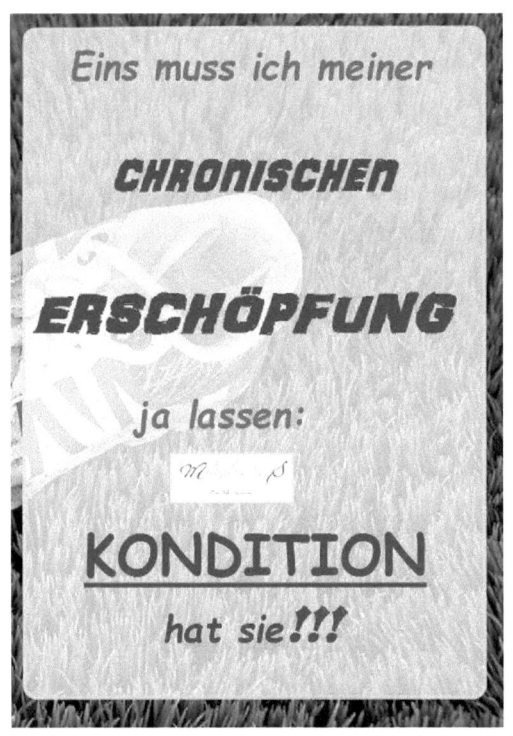

URSACHEN der Erschöpfung

Mögliche **körperliche Ursachen** sind etwa:

- Erkrankungen des zentralen Nervensystems (z.B. MS)
- Erschöpfung im Rahmen weiterer chronischer Krankheiten
- Nebenwirkungen von Medikamenten oder Behandlungen
- Infektionskrankheiten durch Bakterien, Pilze, Viren oder auch beginnende Erkältung
- Schlafstörungen
- Herzerkrankungen
- Stoffwechselerkrankungen (z.B. Diabetes)
- Blutarmut
- Störungen des Hormonhaushalts (z.B. Schilddrüsenunterfunktion)
- Kreislauferkrankungen
- Krebserkrankungen
- Chronisch entzündliche Darmerkrankungen
- Mangelernährung
- Nebenniereninsuffizienz (Morbus Addison)
- Einige Erkrankungen des Immunsystems
- Alkoholismus
- Niedriger Blutdruck
- Funktionseinschränkungen/Versagen der Niere
- Leberkrankheiten (z.B. Hepatitis, Leberzirrhose)

Des Weiteren gibt es neben vielen anderen Symptomen noch das sogenannte „chronische Müdigkeitssyndrom" (oder chronisches Erschöpfungssyndrom oder Fatigue-Syndrom).

Psychischer oder körperlicher Stress versetzen unseren Körper oft in einen Ausnahmezustand, in dem er seine (gerade) noch vorhandenen Energiereserven mobilisieren muss. Aber nicht nur Stress, sondern auch Infektionen und langwierige (chronische) Krankheiten können dies auslösen. Kann man sich nicht ausreichend von solchen Belastungen erholen, können Erschöpfung, Ausgelaugtsein, Müdigkeit und auch

Lustlosigkeit (Motivationslosigkeit) die Folge sein. Unter normalen gesunden Umständen reicht guter Schlaf aus um unsere Energiereserven wieder aufladen zu können.

> **Charakteristisch für eine ernstzunehmende Erschöpfung ist, dass hier der Schlaf nicht hilft und nicht zur Regeneration führt.**

Das führt natürlich zu empfindlichen Störungen in der Ganzheit und Komplexität.

Ich selbst kenne dies von der MS-Fatigue - kräftezehrende Prozesse schwächen enorm und entleeren die so wertvollen und sowieso sehr niedrig geladenen Energie-Akkus immer mehr und auch komplett.

Im Normalzustand würden diese Akkus wieder aufgeladen werden und selbst eine tief empfundene Abgeschlagenheit, sowie Leistungstiefs und Lustlosigkeit können wiederbelebt werden, wenn man ausreichend und vor allem qualitativ gut schläft oder wenn man sich regelmäßige Ruhepausen und Auszeiten nimmt, in denen man entspannen kann.

Was aber ist, wenn dieser Mechanismus, wie beispielsweise bei der Fatigue, nicht mehr funktioniert?

Dann gilt es die tatsächlichen Ursachen zu ergründen, die sowohl psychischer, als auch körperlicher Natur sein können, oder sich gegenseitig gar bedingen.

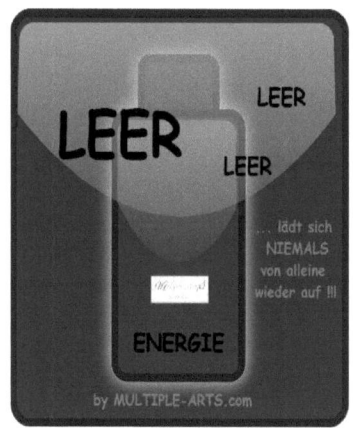

Emotionale Erschöpfung

Emotionale Erschöpfung ist ein chronischer Zustand körperlicher und emotionaler Erschöpfung, der sich aus übermäßigen beruflichen und/oder persönlichen Anforderungen und andauerndem Stress ergibt.

Es beschreibt das Gefühl durch die eigene Arbeit/Situation emotional überfordert und erschöpft zu sein. Es äußert sich sowohl in körperlicher Erschöpfung als auch in einem Empfinden des Gefühls psychisch und emotional „ausgelaugt" zu sein.

Emotionale Erschöpfung ist auch ein Leit-Symptom des Burnouts. Das heißt, dass die geistigen Reaktionen gedämpft sind und sich der Betroffene völlig ausgelaugt fühlt und bereits müde wird, wenn er auch nur an die Arbeit denkt. Durch diese Spirale fällt man meist noch weiter in das Loch der Erschöpfung hinein.

Anhaltende oder chronische Erschöpfung tritt häufig in Verbindung mit bestimmten Erkrankungen auf und sollte daher immer ein Grund für einen Arztbesuch sein.

Wenn Stress scheinbar nicht mehr zu verschwinden scheint, dann kann es zu einer emotionalen Erschöpfung kommen. Außerdem können Angst, Depressionen und Stress dazu führen, dass wir diese Erschöpfung extrem fühlen. Gleichzeitig beinhaltet sie einen Mangel an Energie, der uns natürlich in vielerlei Hinsicht beeinflusst.

Ein großes Problem dabei ist Folgendes:

> ➢ **Wenn Müdigkeit Macht über den Verstand erwirkt, verlässt die Energie den Körper und erzeugt damit ein riesiges Gefühl von Schwäche, die sich komplett ausbreitet und auch schwer zu beseitigen ist.**

Man weiß auch, dass es häufiger sensible Menschen mit der emotionalen Erschöpfung trifft, da sie besonders einfühlsam sind und sich alles zu Herzen nehmen. Dann erschöpfen solche Erlebnisse quasi all unsere emotionalen Ressourcen und lassen einfach nichts mehr übrig – weder für uns, noch für andere Menschen.

Leider sind viele Menschen, die unter diesem Syndrom leiden, sich dessen gar nicht bewusst. Entweder, weil sie funktionieren wollen oder sich selbst keine „Schwäche" zugestehen möchten.

> **Emotionale Erschöpfung führt meist zu Demotivation, so dass wir unsere eigenen Emotionen vermeiden und ablehnen.**

Fest steht, dass die emotionale Müdigkeit viel ernstere Probleme auf der Ebene des persönlichen Wohlbefindens sowie in zwischenmenschlichen Beziehungen verursachen kann, als man im ersten Moment meinen könnte. Denn sie betrifft selten nur den Betroffenen, sondern auch sein Umfeld.

Deshalb ist es wichtig, sich selbst zu beobachten und notfalls auch enge Vertraute um Rat zu fragen, wenn man einige dieser Symptome an sich wahrnimmt. Denn nicht selten rutscht man in eine Depression oder in ein Burnout hinein.

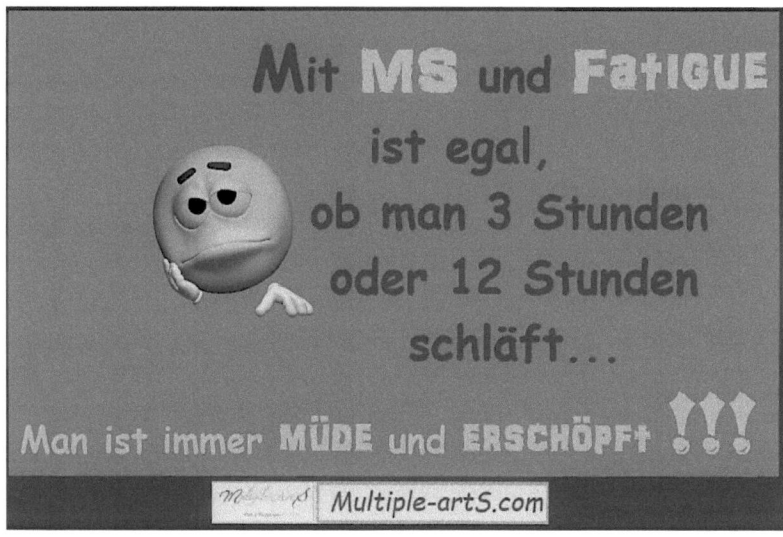

Diagnose Erschöpfung:

Wenn man sich über einen längeren Zeitraum sehr erschöpft, ausgelaugt, schwach und abgeschlagen fühlt, sollte man unbedingt die Beschwerden von einem Arzt abklären lassen.

Dieser wird mit einer Anamnese starten. Im Gespräch wird es dabei um folgende Fragen gehen:

- Wie lange ist die Erschöpfung schon vorhanden?
- Bestehen Vorerkrankungen?
- Aktuelle Medikamenteneinnahme?
- Treten in der Familie bestimmte Krankheiten häufig auf?
- Gab es einen bestimmten oder benennbaren Auslöser?
- Wie genau äußert sie sich?
- Sind die Muskeln schwächer als gewöhnlich?
- Gibt es ein Gefühl von „Schläfrigkeit" und gibt es den Sekundenschlaf?
- Rauchen, Alkohol, Drogen?
- Empfindung und Einschätzung der beruflichen Belastung.
- Sind Schlafstörungen ein Problem?
- Gewichtsschwankungen?
- Ernährung?
- Weitere Beschwerden? (z.B. Schmerzen)

Danach wird es eine körperliche Untersuchung geben: Blutabnahme, Blutdruckmessung, Haut und Vieles mehr. Die Blutwerte können gegebenenfalls Auskunft über verschiedene Erkrankungen geben - beispielsweise ob Blutarmut, erhöhte Blutzuckerwerte oder Entzündungen vorliegen. Mit viel Glück kann der Arzt auf Grundlage der Anamnese sowie der körperlichen Untersuchung eine Diagnose stellen. Manchmal allerdings sind noch weitere und speziellere Untersuchungen notwendig, um die Diagnose zu sichern oder bestimmte Befunde aus der Untersuchung abzuklären.

Lösungsansätze bei
emotionaler Erschöpfung:

Wichtig ist, dass wir **erkennen**, dass wir darunter leiden und dies nicht leugnen oder herunterspielen/ablehnen.

Der erste Schritt beziehungsweise das Ziel ist natürlich, genau den Stress loszuwerden, der die Erschöpfung verursacht hat. Aber das ist zweifellos nicht einfach und bedarf oft professioneller Hilfe in Form von Psychotherapie.

Um die emotionale Erschöpfung überwinden zu lernen, müssen wir zuerst wissen, was sie verursacht hat. Wenn man beispielsweise eine hochsensible oder empathische Person ist, sollte man besonders sorgfältig aufpassen, denn dann ist man auch im besonderen Maße und auch schneller anfällig dafür.

Ein paar Tipps für den Anfang:

- Körperliche Bewegung kann den Kopf frei machen und den Stress „lüften"!

- Gesundes Essen kann das emotionale Wohlbefinden positiv beeinflussen.

- Guter Schlaf ist ein großer Schritt in Richtung Stressfreiheit, allerdings auch eine riesige Hürde, da man bei Stress und Erschöpfung ja oft unter Schlafmangel/Einschlafstörungen leidet (→ mit einem Arzt sprechen!).

- Achtsamkeitstraining, autogenes Training und Meditation können sehr nützlich sein, um die Emotionen zu verstehen und zu sortieren.

Klar ist aber auch, dass dies lediglich Tipps für eine aufkommende Erschöpfung sind. Wenn diese bereits fortgeschritten ist, helfen solche Ratschläge in der Regel nicht mehr ausreichend, sondern es muss ein Arzt konsultiert werden.

Ähnlich wie „Migräne" sind „Depression"/"Burnout" und Erschöpfung leider oft noch ein Tabuthema und in der Gesellschaft vielmals nicht entsprechend anerkannt.

Hinweise wie: „Reiße Dich mal zusammen", oder „Ach, das geht wieder weg – ich hatte das auch mal!", sind dann wenig hilfreich oder zielführend, sondern können zusätzlich erschlagend wirken.

Es ist sehr wichtig, dass man solche Symptome erkennt, ernst nimmt und behandeln lässt.

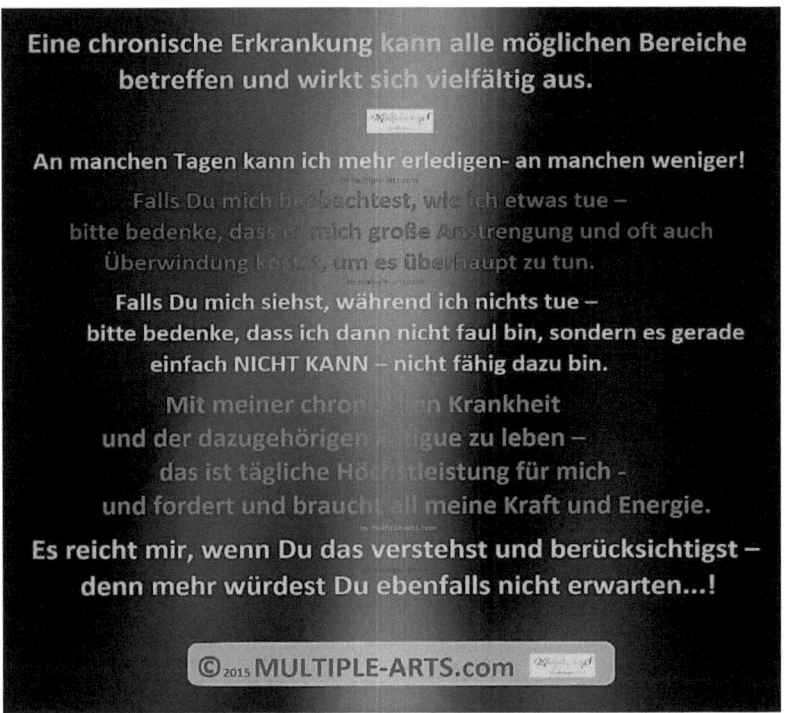

Eine chronische Erkrankung kann alle möglichen Bereiche betreffen und wirkt sich vielfältig aus.

An manchen Tagen kann ich mehr erledigen- an manchen weniger!

Falls Du mich beobachtest, wie ich etwas tue – bitte bedenke, dass es mich große Anstrengung und oft auch Überwindung kostet, um es überhaupt zu tun.

Falls Du mich siehst, während ich nichts tue – bitte bedenke, dass ich dann nicht faul bin, sondern es gerade einfach NICHT KANN – nicht fähig dazu bin.

Mit meiner chronischen Krankheit und der dazugehörigen Fatigue zu leben – das ist tägliche Höchstleistung für mich - und fordert und braucht all meine Kraft und Energie.

Es reicht mir, wenn Du das verstehst und berücksichtigst – denn mehr würdest Du ebenfalls nicht erwarten...!

© 2015 MULTIPLE-ARTS.com

Erschöpfung: Häufige Ursachen und Behandlung

Manche Auslöser der Müdigkeit und Abgeschlagenheit kann man, wenn sie nicht zu gravierend sind, selbst analysieren und beheben.

Aber wenn die Ursachen der Erschöpfung auf Grund dauerhaften Stresses aufkommen, und/oder einer Mehrfachbelastung von Beruf, Haushalt und Kinderbetreuung entspringen, dann wird es schwieriger sich selbst zu helfen. Es ist nun oft angebracht, neben ärztlicher Betreuung auch für eine kompetente psychologische Begleitung zu sorgen und dies alles gut miteinander abzustimmen.

Zunächst muss man natürlich auch bedenken, dass Stress nicht gleich Stress ist, sondern viele Gesichter hat. Noch dazu hat jeder Mensch andere Ressourcen und auch eine andere Art und Weise mit Stress umzugehen oder umgehen zu „können". Auch das muss man immer im ganzheitlichen Ansatz mitberücksichtigen. Was den einen komplett „verrückt vor Stress" werden lässt, tangiert den anderen gar nicht – und umgekehrt! Ebenso ist die Frustrationstoleranz bei jedem Menschen anders, wie auch das Gemüt!

Aber irgendwann kann bei jedem der Moment eintreten, wo „es reicht", wo eine Abgeschlagenheit und Ermüdung eintreten. Wichtig zu wissen ist, dass niemand vor solchen Dingen gefeit ist. Es kann prinzipiell jeden treffen! Wie mit jeder anderen Krankheit ebenso!

Wenn eine Erschöpfung auf eine körperliche oder psychische Erkrankung zurückgeht, wird der Arzt diese entsprechend gezielt behandeln. Wurde die Erschöpfung durch eine Depression hervorgerufen, so können beispielsweise eine Psychotherapie oder Antidepressiva helfen.

Oft steckt auch eine Schilddrüsenunterfunktion hinter einer Erschöpfung – diese wird dann ebenfalls medikamentös behandelt.

Auch Diabetes kann eine Ursache sein; dann ist man nicht dazu in der Lage, Zucker aus dem Blut aufzunehmen, weil es den Zellen an Energie mangelt. Normalerweise verschwindet dieses Problem bei einer guten und effektiven Diabetes-Behandlung wieder.

Das „chronische Erschöpfungssyndrom" dagegen lässt sich bis jetzt noch nicht heilen.

Es gibt zwar Untersuchungen und Statistiken, dass Ausdauersport wie Schwimmen, Walken, Fahrradfahren oder Tanzen bei manchen Betroffenen die Beschwerden mildern kann, ebenso wie spezielle Formen der Psychotherapie, aber all dies hilft nur einigen Betroffenen.

Wäre das Erschöpfungssyndrom allerdings doch eine Folge organischer Störungen, könnte körperliche Anstrengung eher negative Auswirkungen haben.

Leider ist das chronische Erschöpfungssyndrom auch von wissenschaftlicher Seite her und von den unterschiedlichen Behandlungsformen ausgehend immer noch sehr umstritten, was es für den Patienten nicht einfacher macht!

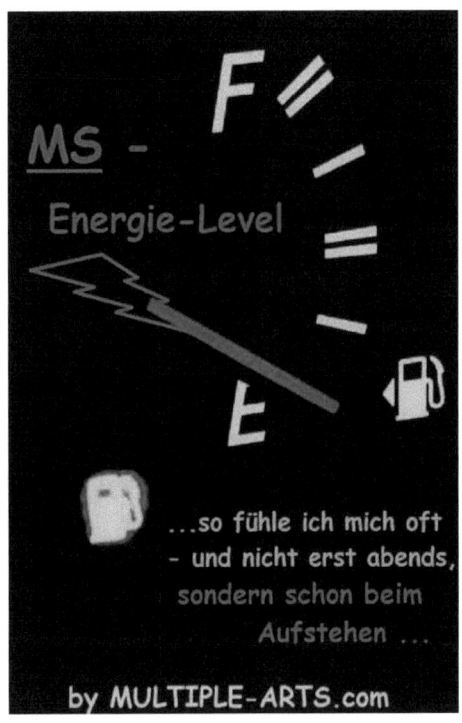

1) Ursache STRESS:

STRESS – wie kann ich ihn vermeiden?

STRESS – jeder kennt das Wort und selbst Kinder dürften den Satz „Ich hab` so einen Stress!" schon gut kennen.
Was aber ist Stress eigentlich?
Ist Stress immer schädlich oder kann er auch guttun?

Erschöpfung durch dauerhafte Stressbelastung

Seelischer Stress entsteht oft durch:

Beziehungsprobleme, Unstimmigkeiten, Streit in der Familie, Schwierigkeiten mit den Kindern, einen Trauerfall, Mobbing oder zu viel Verantwortung im Job oder leider auch durch Freizeit-Stress.

Körperlicher Stress entsteht oft durch:

Viel zu intensiven Sport (exzessives Training), Schlafstörungen und Schlafmangel, zu hohen Leistungsdruck (auf der Arbeit /Schule / Studium) oder lange Reisen mit Jetlag.

Aber auch Krankheiten und Verletzungen, die eine Operation erfordern können auf Grund der ungewohnten Belastung zur Erschöpfung führen.
Im besten Fall verschwindet die akute Erschöpfung wieder, wenn man auf ausreichende Ruhephasen und Auszeiten achtet. Aber leider funktioniert das nicht immer so einfach.

Und klar ist auch:

> ➢ **Menschen mit einer Fatigue oder einem chronischen Fatigue-Syndrom erholen sich auch durch Schlaf und Ruhephasen nicht.**

Wie Stresshormone im Körper wirken

In der Nebenniere werden die Hormone Adrenalin und Noradrenalin gebildet, deren Hauptfunktion die Anpassung des Herzkreislaufsystems und des Stoffwechsels an die durch Stress entstehende Belastung ist. Dadurch erhöht sich die Pulsfrequenz und die Pumpleistung des Herzens sowie der Blutdruck. Zucker und Fette werden nun gleichzeitig für den höheren Energiebedarf freigegeben. Wenn sich der Körper wieder beruhigt, wird die Adrenalinausschüttung zurückgefahren. Und so ist es auch mit dem Stresshormon Cortisol. Es funktioniert in Belastungssituationen wie Adrenalin, baut seine Wirkung jedoch langsamer auf und auch entsprechend langsamer wieder ab.

Andauernde Stressbelastung erzeugt eine permanente körperliche Reaktion auf vermeintliche Gefahren. Das heißt dann, dass die Stresshormone nicht durch körperliche Betätigung abgebaut werden können. Dies wiederum zieht einen dauerhaft hohen Adrenalinspiegel im Blut nach sich – mit der Folge, dass Blutdruck und Blutzuckerspiegel erhöht bleiben.

Durch die damit verbundene permanente Ausschüttung dieser Hormone kommt es zu einem hohen Stresspegel, der natürlich nicht gut sein kann und unseren Körper samt Geist überfordert. Nicht selten endet dies auch in vorzeitiger Arterienverkalkung mit Folgen wie Herzinfarkt und Schlaganfall.

Dann nennt sich das Ganze „chronischer Stress" und dieser kann zu weiteren körperlichen Beschwerden führen:

- Schlafstörungen
- Kopfschmerzen
- Konzentrationsstörungen
- Verdauungsprobleme wie Bauchdrücken, Übelkeit, Durchfall, Verstopfung oder Magenschmerzen
- Verspannungen und Rückenschmerzen
- Beschwerden an Haut und Augen

Schnell ist man in einer „Abwärtsspirale" oder in einem Strudel, denn chronischer Stress erhöht die Infektanfälligkeit! Es versteht sich von selbst, dass diese Infekte dann auch oft schwerer sind, als sie unter anderen Umständen wären. Oft verstärken sich gar Symptome bereits vorhandener Erkrankungen (bei MS ist das ganz extrem der Fall) - außerdem begünstigen diese dann das Entstehen von Übergewicht und Diabetes und es kann sogar zu einem vorzeitigen Alterungsprozess kommen oder gar einen negativen Einfluss auf Fruchtbarkeit, Empfängnis und Potenz haben.

Was macht Stress mit uns?

Noch sind sich die Wissenschaftler uneinig, ob beispielsweise ein MS-Schub durch Stress ausgelöst werden kann. Klar ist allerdings, dass dauerhafter Stress langfristig krank macht. Für Menschen mit chronischen Erkrankungen gilt das im besonderen Maße - und klar scheint auch, dass akuter Stress das Risiko für Krankheitsschübe erhöhen kann.

Deshalb sollten chronisch Kranke Stressauslöser meiden und sehr sensibel auf Anzeichen von Stress in ihrem Körper achten. Das ist natürlich einfacher gesagt, als tatsächlich praktiziert.

Was ist Stress?

Stress ist die Beanspruchung (Auswirkung der Belastungen) des Menschen durch innere und äußere Reize oder Belastungen. Diese können sowohl auf den Körper als auch die Psyche des Menschen einwirken und letztlich als positiv oder negativ empfunden werden oder sich dementsprechend auswirken.

Die Bewältigung der Beanspruchung ist von den persönlichen (auch gesundheitlichen) Eigenschaften und kognitiven Fähigkeiten der individuellen Person abhängig. Der Umgang mit einer Bedrohung wird auch Coping genannt.

Positiver Stress / Eustress

Als „positiver Stress" beziehungsweise „Eustress" werden diejenigen Stressoren bezeichnet, die den Organismus zwar beanspruchen, sich aber positiv auswirken. Positiver Stress erhöht die Aufmerksamkeit und fördert die maximale Leistungsfähigkeit des Körpers ohne ihm zu schaden.

Eustress tritt beispielsweise auf, wenn ein Mensch zu bestimmten Leistungen motiviert ist, dann Zeit und Möglichkeiten hat, sich darauf vorzubereiten oder auch wenn eine (ggf. auch längere oder schwere) Krisensituation oder Krankheit dennoch positiv angegangen, bewältigt und überwunden werden kann. Im Resultat können sogar Glücksmomente empfunden werden. Eustress wirkt sich auch bei häufigem längerfristigem Auftreten positiv auf die psychische oder physische Funktionsfähigkeit eines Organismus aus.

Negativer Stress / Disstress

Erst dann wird Stress negativ empfunden, wenn er häufig oder dauerhaft auftritt und körperlich und/oder psychisch nicht ausgeglichen werden kann und deshalb als unangenehm, bedrohlich oder überfordernd gewertet wird.

Insbesondere können negative Auswirkungen auftreten, wenn man keine Möglichkeit zur Bewältigung der Situation sieht oder hat.

Stress ist also erst einmal die Beanspruchung des Körpers durch Stressoren. Daraufhin erfolgt eine Reaktion des Körpers auf diese Faktoren.

Disstress führt zu einer stark erhöhten Anspannung des Körpers (Ausschüttung bestimmter Neurotransmitter und Hormone) und auf Dauer zu einer Abnahme der Aufmerksamkeit und Leistungsfähigkeit. Stress beziehungsweise Disstress wirkt erst dann schädigend auf den menschlichen Organismus, wenn Beanspruchung über den Bereich der gesundheitlichen Verfassung hinaus erfolgt.

In diesem Fall können die oben genannten Faktoren zur Beeinträchtigung des Stoffwechsels und somit zur generalisierten Beeinträchtigung von Heilungsverläufen führen. (In Anlehnung an Link: 1-1)

Wenn man dies liest, wundert es nicht, dass Körper und Seele unter dem Anhalten des dauerhaften Stresses reagieren. Ein an sich schon geschwächter Organismus kann dann nur erst recht völlig irritiert sein und „aus den Fugen geraten"!

Stressauslöser bei chronischen Erkrankungen

„Chronische Zustände wie die Multiple Sklerose erhöhen den Stresslevel bei vielen Betroffenen deutlich. So gelten folgende Situationen als potenzielle Stressauslöser, zu denen es durch die MS (chronische Erkrankung) kommen kann:

- Die für Außenstehende nicht sichtbaren Symptome. Manche Symptome sind nicht fassbar und nicht offensichtlich, wie z. B. Empfindungsstörungen. Der Betroffene zweifelt, stellt sich ständig selbst in Frage.
- Die Sichtbarkeit der Symptome. Schwankender Gang und Zittern sind nur zwei der offensichtlichen Symptome. So muss der MS-Betroffene oftmals schräge Blicke der Mitmenschen über sich ergehen lassen.
- Die Unberechenbarkeit von chronischen Krankheiten an sich.
- Existenzielle Sorgen, die solche Erkrankungen mit sich bringen.
- Die mögliche Beeinträchtigung der kognitiven Funktionen.
- Der plötzliche Verlust der Kontrolle.

Anzeichen von Stress können z. B. sein:

- Gereiztheit
- Niedergeschlagenheit
- Gefühl von Langeweile
- Nervosität und Beklemmung
- überschwängliche Gefühle
- Albträume

- Zerstreutheit
- Pessimismus
- Unentschlossenheit
- feuchte Hände
- Schwitzen
- Durchfall oder Verstopfung
- trockener Mund
- Kopfschmerzen
- Herzklopfen
- Muskelkrämpfe und Verspannungen
- Magenprobleme, wie Magenkrämpfe oder Übelkeit
- Schwindel
- vermehrtes Schlafbedürfnis oder Schlaflosigkeit
- Kurzatmigkeit
- Zähneknirschen

Betroffene sollten auf diese Anzeichen von Stress achten und dem Stress aktiv entgegenwirken." (Siehe LINK: 2-2)

Wenn man also das Gefühl hat, man sei einer Situation ausgeliefert und man glaubt, diese nicht beeinflussen zu können, dann entsteht STRESS auf vielen Ebenen. Das mag sicherlich ein Mal gut gehen, vielleicht auch zwei Mal, aber dann signalisiert uns unser Körper gewiss schon bald, dass es nun an der Zeit ist, sich Auszeiten zu nehmen und auch an sich selbst zu arbeiten. Denn von alleine verflüchtigen sich starke Probleme selten.

Prinzipiell kann die Wahrnehmung von Stress individuell sehr unterschiedlich sein. Das heißt, ob eine Situation bei jemandem Stress auslöst hängt davon ab, wie derjenige diese Situation beurteilt.

Charakteristisch bei MS`lern ist, dass unter Stress eine Zunahme der MS-spezifischen Symptome zu beobachten ist. Ob dies unter Umständen auch auf den vermehrten Verbrauch von Energie in solch einer Situation liegt, wird noch erforscht.

Wenn uns der Stress allerdings zu sehr zusetzt, ist es an der Zeit, dagegen etwas zu unternehmen. Deshalb schadet es nicht, sich selbst und die stressigen Situationen (Stressoren) genau zu beobachten und zu reflektieren.

Unterschiedliche Reaktionen

Warum reagiert der eine Mensch völlig gestresst, wenn ihm der Bus vor der Nase wegfährt, der andere hingegen freut sich über ein Päuschen…???

Ich glaube, dass es wirklich wichtig ist, dass wir uns in solchen Situationen gut wahrnehmen. Ich versuche oft, aus einer „stressigen" Situation noch das Beste zu machen – sie noch zu retten. Beispielsweise kam ich zu meiner Physiotherapeutin und aus irgendeinem Grund hatte man mich für diesen Tag aus dem Programm gelöscht und mein Termin war hinfällig. Klar löste das etwas in mir aus – zum einen ganz realistisch: „Mist, keine KG!", aber dann dachte ich: „Du hast noch so viel vor heute – nun hast Du die Zeit dafür!". Ich sagte das meiner lieben Physiotherapeutin und sie antwortete dann, dass es erstaunlich sei, dass ich das so locker hinnehmen könne. Daraufhin wurde mir bewusst, dass es mir tatsächlich gerade gelungen war, völlig stressfrei aus einer angespannten Situation zu entkommen. JUHU! Das war ein tolles Gefühl und für mich selbst ein Erfolg! ☺

Meine Ideen dazu:

Mein großer Tipp ist deshalb auch nur, sich in Gelassenheit zu üben und Dinge, die man nicht ändern kann, mit dieser Gelassenheit hinzunehmen und sie in etwas Positives zu verwandeln!

Dinge, die man ändern kann, kann man dann auch entsprechend angehen. Hier ist meine Devise ganz klar: HANDELN! Aktiv werden.

Man sollte vielleicht auch mal öfter auf sein Bauchgefühl achten und hören. Wenn sich etwas nicht gut anfühlt, dann darf man es auch mal lassen!!!

> ➢ Mein Lese-Tipp:
> http://www.einfach-effektiv.de/anti-stress-tipps

Fazit:

> Stress ist eine Reaktion auf eine belastende Lebensweise. Aber das Entscheidende dabei ist nicht unbedingt die Belastung selbst, sondern die Art und Weise, wie man damit umgeht.

Das ist natürlich individuell verschieden und unterliegt mannigfaltigen Aspekten. Menschen, die im Laufe ihres Lebens ausreichende und effektive Strategien zur Stressbewältigung erlernt haben, sind weniger betroffen als diejenigen, die Stresssituationen relativ hilflos oder ohnmächtig gegenüberstehen. Diese reagieren dann auch schneller mit psychischen und/oder körperlichen Beschwerden.

Außerdem ist es manchmal auch einfach eine „Typ-Sache", wie man auf Stress reagiert.

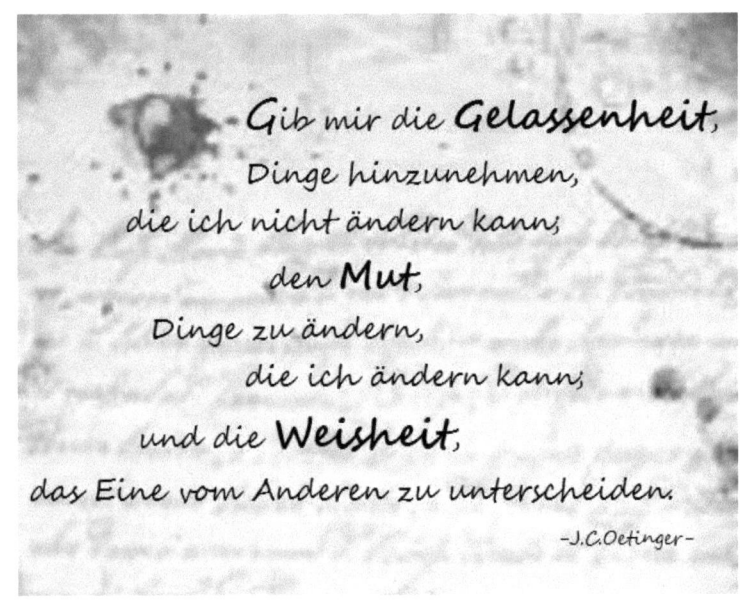

Gib mir die **Gelassenheit,**
Dinge hinzunehmen,
die ich nicht ändern kann;
den **Mut,**
Dinge zu ändern,
die ich ändern kann;
und die **Weisheit,**
das Eine vom Anderen zu unterscheiden.

–J.C.Oetinger–

Tipps, mit Stress umzugehen

Ich finde es wichtig, dass man sich mit dem Thema Stress GUT auseinandersetzt und sich auch sinnvolle Strategien zur Stressbewältigung aneignet. Aber es ist nicht immer so einfach, wie uns manche Artikel oder Bücher weismachen möchten. Denn erstens gehört eine gute Eigen-Analyse dazu, dann ein klares Reflektieren mit der Bereitschaft, etwas ändern zu *wollen* und zweitens hat jeder Mensch andere Voraussetzungen die es zu beachten gilt.

Wer körperliche Beeinträchtigungen oder schon eine schwere Fatigue hat, wird eventuell Probleme haben, einen geeigneten Sport als Ausgleich für sich zu finden. Auch finanzielle Aspekte spielen eine Rolle. Deshalb wehre ich mich gegen pauschale Aussagen und hausgemachte „Motivationen". Natürlich hilft es uns immer, wenn wir positiv denken und versuchen nach vorne zu schauen. Darüber habe ich in meinen anderen Büchern auch schon ausführlich geschrieben. Aber manchmal ist es ein steiniger Weg und die Tipps sind nicht alle einfach umsetzbar – dann ist das auch OK!

Ich selbst mag es auch nicht, wenn man mir mit Aussagen kommt, wie zum Beispiel: „Du musst nur wollen!" oder „Du bist stärker als Du denkst!".

Ja manchmal kann die Aussage hilfreich sein, aber mitten in einer schweren Depression ist sie sicherlich eher ein Schlag ins Gesicht. Aus diesem Grund halte ich es für sehr wichtig, solche Sätze nicht zu pauschalisieren und feinfühlig damit umzugehen. Denn im schlimmsten Fall könnte man vor lauter „Motivation" sogar wieder in eine erhöhte Erwartungshaltung oder Erschöpfung rutschen.

Deshalb ist mein erster Tipp: Analysieren Sie Ihre eigene Situation – inklusive eventueller Krankheiten, Job, Familie, Freunde…. Was ist gut, was ist weniger gut? Was kann bleiben, was soll sich verändern? Was ist mit eventuellen Beeinträchtigungen trotzdem möglich?

Dann, wenn diese Bestandsaufnahme erfolgt ist, kann man den nächsten Schritt gehen und sich Fragen wie diese stellen: Muss ich das wirklich alles alleine machen? Muss ich alles immer zu hundert Prozent richtig machen? Und vor allem: muss ich es allen recht machen???

Schreiben Sie sich ruhig alles auf, erstellen Sie Listen – ganz, wie es Ihrem Naturell entspricht! Natürlich tut Bewegung immer gut. Es muss ja nicht gleich ein Extrem-Sport sein. Man weiß, dass Stress Energie im Körper freisetzt (aufbaut), die abgebaut und erlöst werden will. Deshalb sind besonders Ausdauersportarten gut gegen Stress.

Allerdings:

> **Der Sport sollte Ihnen immer guttun, einen minimalen Aufwand haben und Sie entspannen.**

Meditative Übungen wie Atemtechniken, autogenes Training, progressive Muskelentspannung oder Tai-Chi wirken immer beruhigend und tun Körper und Seele gut. Definitiv helfen sie beim Bewältigen von Stresssituationen.

Schlaf ist selbstverständlich ein ganz wichtiger Aspekt, aber ebenso ist er ein großes Problem bei vielen (gestressten) Menschen. Ein- und Durchschlaf-Probleme sind nicht gut und die Schlafqualität leidet unter Stress. Aber für die Regeneration und das Immunsystem ist ausreichender Schlaf so wichtig. Eine festgeschriebene Mindestzahl an Schlaf-Stunden gibt es aber nicht. Das ist individuell unterschiedlich und dies findet sicherlich jeder für sich selbst heraus.

Dass man sich im Alltag und auch im Job genügend Pausen gönnen sollte, ist eigentlich selbstverständlich. Natürlich ist das im Berufsleben weniger möglich als Zuhause: aber man kann für Entspannung und Pausen sorgen – bewusst! Auch die Freizeitgestaltung kann man anders organisieren und auch einfach mal nur faul sein!

Um Stress vorzubeugen und auch bei schon einschleichenden Depressionen empfiehlt es sich oft, seinen Tagesablauf zu strukturieren. Dazu gehören eventuell und je nach Charakter feste Zeiten ebenso, wie auch klar festgelegte und realistische Ziele im Alltag zu setzen, die uns nicht selbst überfordern.

✓ Wenn man sich bewusst macht, dass man dann Stress auslöst, wenn man etwas nicht schafft, dann wird auch klar, wie hilfreich ein Gerüst sein kann – oder auch das faule Nichtstun in der Freizeit!

Denn Druck und Anspannung verursachen Verspannungen und Schmerzen und lösen Stress aus.

HUMOR ist ja bekanntlich die beste Medizin! Man weiß, dass ein kraftvolles Lachen tatsächlich die Sauerstoffversorgung des Gehirns verbessert und man Glückshormone produziert! Was also hält uns vom Schmunzeln und Lachen ab? Denn Dopamin und Endorphine sorgen für intensive Wohlgefühle, befreien von angestauten Emotionen und Aggression. Das tut Körper und Seele GUT!

Natürlich hat man nicht immer etwas zum Lachen, aber man kann sich selbst schon im Spiegel morgens zulächeln und andere Personen anlächeln, man kann manche Situation mit Humor entschärfen und sich somit den Stress nehmen.

Kompetent Aufgaben zu verteilen kann Stress schon im Vorfeld vorbeugen. Es zeugt immer von innerer Stärke, wenn man fähig ist, auch mal seine Lasten abzugeben. Hilfe anzunehmen, sich abzugrenzen und trotzdem autonom bleiben: das ist das Ziel!

Unkonventionell hilft Sex gegen Stress! Denn Sex tut gut, kann stressbedingte Blockaden lösen, vermittelt ein wohliges Gefühl und Kuscheln setzt sowieso Glückshormone frei!

Psychisch gesehen hilft Sex auch deshalb, weil man sich aufgehoben und geliebt fühlt, was wiederum gelassener und stärker macht – auch im Umgang mit Stress!

Sich gesund zu ernähren ist mit Sicherheit ein guter Stress-Killer, aber auch das muss jeder für sich entscheiden. Ich halte nichts von extremen Ratschlägen. Jeder muss individuell dem eigenen Leben und Alltag angepasst schauen, welche Ernährungsform passen könnte. Aber bitte auch hier: KEINEN Stress machen! ☺

Stressmanagement: das ist sicher das „A&O" – aber so wichtig es ist, so schwierig ist auch die Umsetzung.

Im Beruf: Prioritätenlisten erstellen, Listen anfertigen, Termine genau planen und notieren, Aufgaben abgeben – und mit Kollegen und Vorgesetzten das Gespräch suchen.

> **Kommunikation ist überaus wichtig, wenn es darum geht, vorhandene Ressourcen nutzen und Stress vermeiden zu wollen.**

Die Work-Life-Balance: das ist ein fast abgedroschenes Wort, aber es besagt, dass erstens viel Arbeit nicht automatisch mit Stress verbunden sein muss und zweitens eine gute Selbstbestimmung von Nöten ist, um sein ganz individuelles Gleichgewicht (Balance) zwischen Arbeit und Privatleben/Freizeit zu finden.

Und auch die Freizeit sollte unter diesen Gesichtspunkten betrachtet werden, damit sie nicht in „Freizeit-Stress" ausartet!

Die letzte, manchmal aber dringende notwendige Hilfe gegen Stress sind Medikamente, die ein Hausarzt oder Facharzt verschreibt. Ich selbst nehme CBD ein (= Hanf ohne THC - siehe Kapitel am Ende des Buches) und konnte mit diesem hundertprozentig natürlichen pflanzlichen und legal erhältlichen Mittel (=Nahrungsergänzungsmittel) sogar mein Antidepressivum um die Hälfte reduzieren.

Traditionell werden auch Mittel wie Baldrian, Lavendel, Hopfen oder Melisse bei leichten depressiven Verstimmungen, sowie auch Johanniskraut eingenommen, ebenso wie Bachblüten (besonders die sogenannten „Rescue-Tropfen").

Aber auch das sollte möglichst mit einem Apotheker/Arzt besprochen werden.

Ich halte es für ganz wichtig, sich „Resilienz" anzueignen und diese zu trainieren!

> ✓ **Resilienz ist die seelische Kraft, mit widrigen Umständen und Situationen umzugehen und bestmögliche Bewältigungsstrategien zu erlernen beziehungsweise auszuüben.**

Natürlich hängt dies von vielen Faktoren ab, von individuellen Möglichkeiten und der persönlichen Fähigkeit, mit Schwierigkeiten umzugehen. Trotz alledem kann man Resilienz lernen. Hier ist ein Artikel von mir, den ich auf meinem Blog veröffentlicht habe: http://multiplearts.com/resilienz-wir-chronisch-kranken-sind-gut/

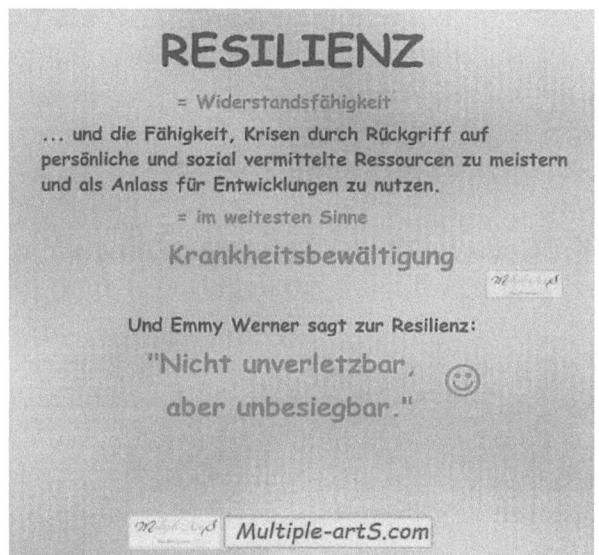

*Resilienz

Wir chronisch Kranken sind gut ☺

Der Blogbeitrag bezieht sich auf „MS", kann aber auf jede andere schwere Situation übertragen werden.

Ich bin bei Recherchen über das Wort Resilienz gestolpert, da es mir eher aus der Zeit meiner sozialpädagogischen Ausbildung ein Begriff war. Aber dieses Wort *Resilienz* beinhaltet so viel, hat so viel mit unserer (und jeder chronischen schweren) Krankheit zu tun, dass ich es wert fand, mal genauer hinzuschauen. *"Resilire* ‚zurückspringen' ‚abprallen', deutsch etwa Widerstandsfähigkeit, **ist die Fähigkeit, Krisen durch Rückgriff auf persönliche und sozial vermittelte Ressourcen zu meistern** und als Anlass für Entwicklungen zu nutzen." (Quelle: https://de.wi-kipedia.org/wiki/Resilienz_(Psychologie))

Und genau das tun wir doch mit der Bewältigung einer schweren Krankheit (oder Schicksalsschlägen): **Krisen meistern.** Ich halte es für enorm wichtig, dass wir uns immer und immer wieder sagen, dass wir stark sind. Ich glaube, wir vergessen das so leicht, weil wir mittendrin stecken im Dilemma, dem Krankheits-Prozess und (glücklicherweise) manchmal gar nicht mehr die Dramatik wahrnehmen.

✓ **Resilienz ist eine Widerstandsfähigkeit und Bewältigungsstrategie**

Mir wird das oft auch dann bewusst, wenn mir beispielsweise eine liebe Freundin sagt, dass sie bewundere wie stark ich sei. Ich empfinde das schon gar nicht mehr so. Erstens bin ich so erzogen worden, dass man solche „Gegebenheiten" hinnehmen muss und zweitens bin ich schon so an all die Beeinträchtigungen in meinem Leben gewohnt (auch zum Glück!!!), dass sie mir im Alltag auch schon als für mich *normal* erscheinen. Beim genauen Betrachten stelle ich natürlich fest, wie schwerwiegend manche MS-bedingte Veränderungen meinen Alltag bestimmen. Und oft genug bringe ich ja auch zum Ausdruck, dass mir das weh tut und mich sehr traurig macht.

Aber hinweg über all die Trauer und Verzweiflung dürfen wir nicht vergessen, dass wir stark sind: wir sind so stark, dass wir die MS tragen.
Sicherlich tragen wir unsere chronische Erkrankung nicht gerne, aber wir tragen sie und gestalten unser Leben entsprechend. Das heißt, wir **sind** fähig, diese andauernde Krise in unserem Leben zu meistern. Mal besser, mal schlechter ...

Und je mehr wir reflektieren, umso eher nutzen wir auch die daraus wachsende Chance auf Entwicklung; nämlich noch besser zu „copen"! Wenn wir es schaffen, nicht an der MS zu zerbrechen, sind wir resilient. Gut, oder?! ☺

✓ **Trotz „erschwerter Umstände" der chronischen Erkrankung sind wir in der Lage, unser Leben in den Griff zu bekommen: das ist Resilienz.**

Die Wissenschaft sagt, dass es nicht nur unter schweren Bedingungen von Vorteil ist Resilienz zu besitzen, sondern dass sie auch im normalen Alltag an Bedeutung gewinnt, da man dann immer häufiger in angemessener Weise mit besonderen Situationen umgehen und so seine psychische Gesundheit stabiler erhalten kann. Außerdem erlangen wir durch das Verinnerlichen einer guten Resilienz auch eine widerstandsfähigere Selbstbestimmtheit, die gerade uns MS`lern schnell mal abhandenkommt, da wir ja ganz oft das Gefühl haben, auf Andere angewiesen oder gar abhängig zu sein.

> ➤ Wenn also mit Resilienz die Stärke eines Menschen beschrieben wird, der es schafft, zum Beispiel eine schwere Krankheit und Behinderung zu durchstehen, dann sind wir (wenn wir nicht von Anfang an aufgegeben haben) mitten drin in der Resilienz und können stolz darauf sein.

Wir lernen ja auch im Laufe unserer MS-Karriere immer mehr unseren Möglichkeiten zu vertrauen oder zumindest sie zu nutzen. Wir lernen unsere Fähigkeiten immer wieder aufs Neue kennen und lernen vor allem, sie effektiv auszuloten und anzupassen. Die Zeiten, in denen wir nur auf „Glück und Zufall" hofften sind vorbei und wir müssen uns ein realistisches Bild vom IST-Zustand machen. Durch diese resiliente Prüfung werden wir belastbarer, weil wir uns kein „X für ein U" vormachen und im Endeffekt stärkt dies unser Selbstvertrauen. Allerdings sind wohl auch hierbei die äußerlichen Faktoren, wie ein gut funktionierendes soziales Umfeld sicher sehr von Vorteil. Ohne ernstgemeinte Zuneigung, Hilfe, Anerkennung und

Mut zusprechenden Angehörigen, ist es sicherlich um ein Vielfaches schwerer, eine gute Resilienz zu entwickeln und zu erlangen.

Ich denke, dass es sich lohnt, über diesen Begriff *Resilienz* in Ruhe nachzudenken und ihn anzunehmen. Ich merke im Laufe meiner vielen MS-Krankheitsjahre immer mehr, dass es besonders wichtig ist, sich selbst „helfen" zu können, mit sich selbst ins Reine zu kommen und mir helfen dann solche Begriffe, da ich dadurch Zugang zum selbstkritischen Betrachten bekomme und einmal Bilanz ziehen kann.

Und ich finde es schön, immer noch lernfähig zu sein, mein geschundenes MS-Gehirn zu fordern und zu fördern und es nicht ruhen zu lassen. Leben ist Bewegung, im Fluss bleiben; dazu gehört für mich auch immer mal wieder zwischendurch eine Realitätsprüfung ☺

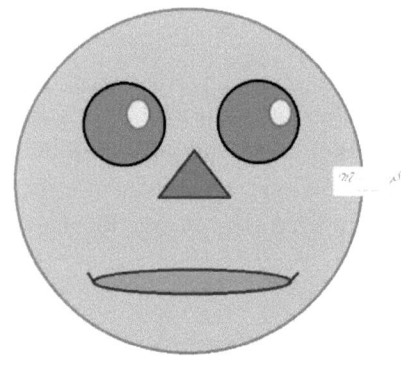

Es ist nicht so, dass wir so tun, als seien wir chronisch krank.

NEIN!

Es ist umgekehrt:
Die meiste Zeit tun wir so, als seien wir NICHT krank!

- **Offensichtlich mit Erfolg, sonst wüsstest Du Bescheid!**

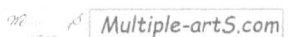 Multiple-artS.com

2) Ursache Krankheiten

Die Verursacher der Erschöpfung können Krankheiten sein.
Einige Krankheiten, besonders chronische oder auch langwierige Krankheiten, sind mit dem Symptom „Erschöpfung" verbunden.

Zum Beispiel:

- Multiple Sklerose
- Anämie
- Mangelernährung
- Infektionen
- Schmerzen aller Art (z.B. Kopf- und Rückenschmerzen)
- chronisch entzündliche Darmerkrankungen (CED)
- Krebs
- Psychische Erkrankungen, z.B. Depressionen, Angststörungen oder Burnout

Leider ist es auch möglich, dass eine akute Erschöpfung in eine chronische Erschöpfung übergeht. Typisch für diese Veränderung sind folgende Anzeichen:

> ✓ **Ausreichender Schlaf und Ruhephasen können die Erschöpfung (Müdigkeit, Abgeschlagenheit oder Leistungstief) NICHT mehr beheben.**

Diese Begleiterscheinung wird dann vielfach auch „Fatigue" genannt – sie tritt oft im Zusammenhang mit bestimmten Krankheiten auf.

Allerdings gilt es unbedingt zwischen diesen „begleitenden" Erschöpfungszuständen und dem chronischen Fatigue Syndrom (CFS, chronisches Erschöpfungssyndrom) zu differenzieren, denn dieses ist ein eigenständiges Krankheitsbild und dessen Ursache liegt vermutlich im Gehirn und der Muskulatur.

3) Ursache Infektionen und Entzündungen

Jeder kennt es: die leidige Grippe oder Erkältung. Aber so harmlos sie uns manchmal erscheinen, so weiß man doch, dass Infektionen mit Erregern den Körper erheblich schwächen können. Menschen mit chronischen Erkrankungen können „ein Lied davon singen"! Gerade MS'ler wissen, dass eine nur leichte Erkältung einen schweren Schub auslösen kann oder zumindest sämtliche bekannten MS-Symptome wieder hervorholen kann. Eine sehr unschöne Erfahrung, die den Körper doppelt belastet! Eine Infektion bringt immer Abgeschlagenheit, Müdigkeit und Erschöpfung mit sich, was auch der Grund sein sollte, wirklich Bettruhe einzuhalten um den Körper zu schonen.

Man weiß, dass das Immunsystem auf Hochtouren läuft um die Erreger zu bekämpfen und zu beseitigen. Bei Autoimmunerkrankungen ist das eine heikle Angelegenheit. Multiple Sklerose zählt zu diesen Autoimmunerkrankungen - das Immunsystem greift körpereigene Strukturen an und zerstört sie. Das heißt, sie greift die schützende Isolierschicht um die Nervenzellen herum an. Müdigkeit und Erschöpfung sind ein häufiges Symptom bei MS.

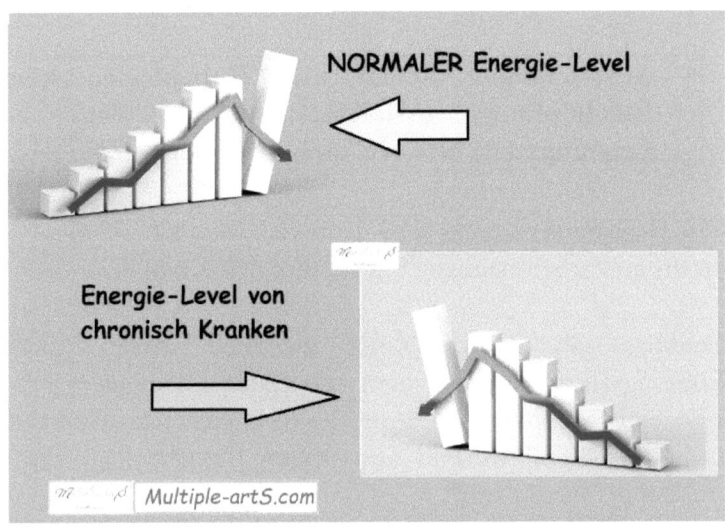

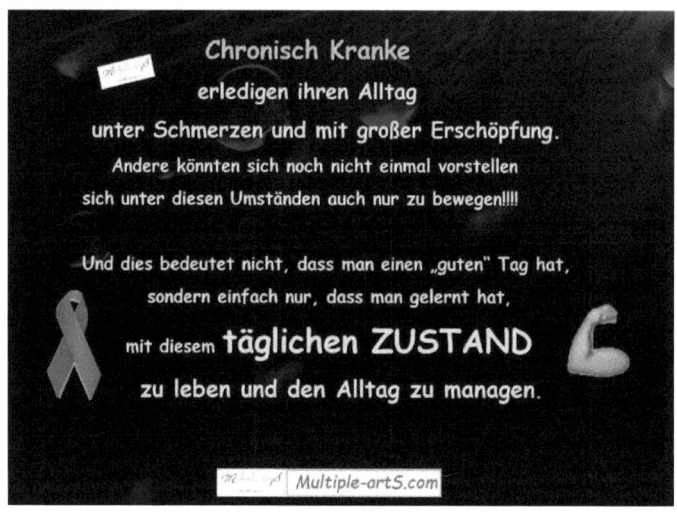

Erschöpfung und die Wechseljahre

Natürlich sind die Wechseljahre (auch Menopause) keine Krankheit, sondern eine ganz normale Phase und Station im weiblichen Leben. Aber viele Frauen kennen die vielfältigen Beschwerden, die mit dieser hormonellen Phase einhergehen.

Symptome wie Hitzewallungen, Schweißausbrüche, Schlafstörungen, depressive Verstimmungen, Reizbarkeit, Konzentrationsprobleme, Gedächtnisstörungen oder Leistungsabfall sind nur einige der Beeinträchtigungen. Dies kann emotional und mental sehr auslaugend sein und viele Frauen empfinden es als anstrengend den Alltag in dieser Lebensphase zu bewältigen.

Besonders die Erschöpfung ist auch eines der vordringlichen Symptome im Klimakterium. Dies kann einerseits durch die enorme hormonelle Umstellung (der Östrogenspiegel sinkt) im Körper ausgelöst, aber auch durch Schlafstörungen hervorgerufen werden. Denn wer nachts oft wach ist, fühlt sich am nächsten Tag erschöpft und verspürt eine anhaltende Tagesmüdigkeit - außerdem fühlt man sich schnell schlapp und energielos.

Die Erschöpfung in den Wechseljahren wird meist durch ein hormonelles Ungleichgewicht ausgelöst. Schwankungen des Hormonspiegels, besonders des Östrogens, verursachen Veränderungen des Energieniveaus. Wenn der Östrogenspiegel auf ein Minimum absinkt, treten in Folge dessen diese Erschöpfungszustände auf. Deshalb ist auch schnell der Schlafrhythmus gestört, denn er reagiert empfindlich auf die hormonelle Umstellung.

Der besondere Erschöpfungszustand in den Wechseljahren ist gekennzeichnet durch das sich plötzlich einstellende Gefühl, vollkommen entkräftet zu sein. Das heißt, Frauen in der Menopause beziehungsweise im Klimakterium können jederzeit und ohne ersichtlichen Grund von Erschöpfung überwältigt werden, was es besonders unkalkulierbar und anstrengend macht. Selbst nach einer eigentlich erholsamen Nacht kann diese Erschöpfung auftreten. Ohne erkennbaren Grund können sich Frauen in dieser Phase völlig energielos fühlen und normalen Tätigkeiten nicht mehr richtig nachgehen. Natürlich können Stress und erhöhte Emotionen diese Beschwerden ebenfalls auslösen.

Aber, und das ist bedeutend: es ist sehr wichtig, die durch das Klimakterium bedingte Erschöpfung nicht mit dem „Chronischen Erschöpfungssyndrom" zu verwechseln. Denn beim CFS fühlt man sich über einen langen Zeitraum hinweg sehr erschöpft und ausgelaugt und dieser Zustand lässt sich nicht durch Schlaf oder Ruhe verbessern. (!)

Emotionale Erschöpfung

Emotionale Erschöpfung ist ein chronischer Zustand
körperlicher und emotionaler Erschöpfung,
der sich aus übermäßigen beruflichen und/oder persönlichen
Anforderungen und andauernden Stresses ergibt.

- Wenn Müdigkeit Macht über den Verstand erwirkt,
  verlässt die Energie den Körper und erzeugt damit
  ein riesiges Gefühl von Schwäche, die sich komplett
  ausbreitet und auch schwer zu beseitigen ist.

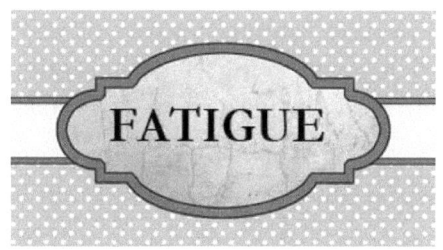

FATIGUE, diese besondere Form der Mattigkeit

Fatigue ist eine andere Art von Müdigkeit als sie der Gesunde kennt. In dieser Form der wirklich **ABNORMEN Erschöpfung und Erschöpfbarkeit** ist sie für betroffene Menschen ein extrem schlimmes Symptom, das die Lebensqualität erheblich einschränkt.

Einerseits kann eine andauernde Fatigue/Müdigkeit vorhanden sein, die lähmend wirkt und noch dazu können obendrauf „Fatigue-Attacken" (= mein Ausdruck für diese überfallartigen Anfälle) hinzukommen. Diese bodenlose Erschöpfung und oft sehr plötzlich auftretende Ermüdung treten gewöhnlich unabhängig davon auf, wie gut man geschlafen hat, ob man ausgeruht oder gestresst ist und sie schreitet oft noch während des Tages fort.

Sie kann zu **jedem Zeitpunkt des Tages** völlig ohne Ankündigung, wie zufällig kommen und gehen.

➤ Es wird angenommen, dass die Ermüdung auf eine **schlechte Nervenleitung zurückzuführen ist**, die durch eine Beschädigung des Myelins um die Nervenfasern im zentralen Nervensystem (ZNS) herum verursacht wird.

➤ Auf Grund der Demyelinisierung muss **der Körper härter arbeiten**, um Botschaften zwischen dem Gehirn und anderen Teilen des Körpers weiterzuleiten und zu übertragen.

Deshalb ist es einfach sinnlos, während einer solchen Attacke irgendwelche Aktivitäten **erzwingen zu wollen**: es wird nicht funktionieren, sondern macht es womöglich nur schlimmer.

> ➢ **FATIGUE ist absolut nicht willentlich beeinflussbar!**

Insofern ist es so wichtig, für sich Strategien zu finden, wie man im Falle einer solchen Fatigue-Attacke am besten reagiert.

Zumindest bei mir ist es so, dass ich im Vorfeld von bestimmten Ereignissen, die geplant sind, ein besonderes **Energie-Management** betreibe: viel Ruhen, wenig körperliche Arbeit, Stress möglichst meiden und Vieles mehr. Das bedeutet aber leider nicht, dass es auch zuverlässig funktioniert. Was hilft, muss jeder für sich herausfinden.

Fest steht, dass Fatigue eine anerkannte Erkrankung ist – auch wenn leider viele Ärzte dieses Symptom immer noch nicht als das anerkennen, was es ist: **vernichtend und unsichtbar** dazu, sodass man oft noch Vorwürfen, man solle sich mal zusammenreißen, ausgesetzt ist.

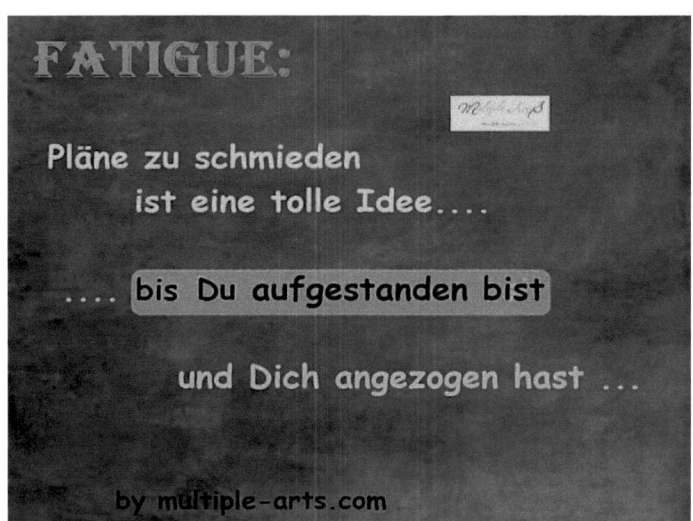

Emotionale Fatigue und was sie mit unserem Körper macht

Ich habe ja schon sehr oft über die verschiedenen Formen der Fatigue geschrieben – heute möchte ich mich aber mal speziell der Emotionalen Fatigue annehmen.

Hier ist der Link zu einem meiner Fatigue-Artikel:

„Was ist FATIGUE?"
http://multiple-arts.com/was-ist-fatigue-bei-ms/

Die sogenannte „Emotionale Fatigue" scheint bei mir besonders zugegen zu sein und nervt mich auch innerlich ganz enorm.

Bei der Fatigue handelt es sich bei MS um eine komplexe Störung, die sich in einem anhaltenden und meist ganzkörperlichen Gefühl physischer und/oder mentaler Erschöpfung äußert. Da es sich um ein **unsichtbares** Symptom handelt, ist sie nach außen auch schwer vermittelbar. Selbst andere MS-Patienten, die dieses schreckliche Symptom nicht oder nicht in einem solchen schweren Ausmaß kennen, begreifen manchmal nicht, welche Spur der Verwüstung sie bei dem Betroffenen hinterlassen kann.

Die Auswirkungen der Fatigue auf die Lebensqualität sind für Betroffene teilweise drastisch und führen im Alltagsleben zu massiven Einschränkungen – soziale Kontakte müssen meist auf ein Minimum reduziert werden.

Aber auch Ängste, Depressionen, Reizüberflutung oder Stress können dazu führen, dass wir eine extreme Erschöpfung empfinden, die uns in vielen verschiedenen Bereichen unseres Lebens beeinträchtigt. Denn sie raubt uns Energie und wir sind dann **nicht mehr dazu in der Lage sie uns zurückzuholen.**

Wir kennen das alles von der Fatigue und bei der **emotionalen Fatigue** doppelt sich das meiner Meinung nach nochmal: wir haben dann gar keinen Antrieb mehr und das wiederum geht mit einer Ermüdung einher, aus der wir nur schwierig einen Ausweg finden.

Ende Peng!

Es selbst zu erleben und sei es zum hundertsten Mal, ist doch immer wieder ein „Schlag ins Gesicht". Es ist nicht nur eine Müdigkeit, sondern ein komatöses Gefühl mit einem abnormen Energieverlust, der sich willentlich nicht wiederherstellen lässt. Ich bin und fühle mich dann ausgeliefert und vor allem fühle ich mich nicht mehr „Ich selbst"! Das heißt, nicht nur mein Körper muss diesen Schlag aushalten, sondern auch meine Psyche.

Die emotionale Fatigue ist ein Teilbereich der Fatigue, wie auch die kognitive oder motorische Fatigue. Oft sind sie gar nicht auseinander zu halten und überschneiden sich.

Ich habe festgestellt, dass mich emotional anstrengende Erlebnisse (sowohl positive, wie eine größere Feier, oder auch negative Erlebnisse, wie Streit) anschließend fast immer mit einer Fatigue beglücken.

Das ist dann die EMOTIONALE Fatigue. Zu viele Emotionen, zu viele Reize, die zu verarbeiten sind/waren und schwupps, macht dieses unkalkulierbare MS-Hirn wieder was es möchte!

Eine emotionale Erschöpfung ist somit der Auslöser für Antriebslosigkeit, aber auch leider dafür, dass wir unseren eigenen Gefühlen aus dem Weg gehen, ihnen nicht mehr trauen oder sie ablehnen. Deshalb kann sie auch durchaus ernste Probleme verursachen und das eigene Wohlbefinden und somit auch zwischenmenschliche Beziehungen negativ beeinflussen.

➢ Deshalb ist es so wichtig, dass wir sehr auf uns achten und aufpassen, wie sich unser Zustand verändert. Denn eine emotionale Erschöpfung sollte man alsbald erkennen, damit man ihr MOMENTAN und vor allem nachhaltig entgegenwirken kann.

➢ **Eine durch Stress ausgelöste emotionale Erschöpfung kann - alleine betrachtet - zwar wieder verschwinden, aber wenn sie mit der MS-Fatigue gekoppelt ist, ist das nicht mehr so einfach.**

- Emotionale Erschöpfung kann bis zum totalen Stillstand sämtlicher Aktivitäten führen, da der Körper versucht, sich damit selbst zu schützen.
- Emotionale Erschöpfung kann auch auf Grund einer körperlicheren Erschöpfung hervorkommen, die ja bei MS alles andere als selten ist.

- Auch hier spielt es einfach keine Rolle, ob man 10 Stunden schläft oder weniger - denn das Gefühl der körperlichen Erschöpfung und des Energieverlusts ist bei emotionaler Erschöpfung konstant.

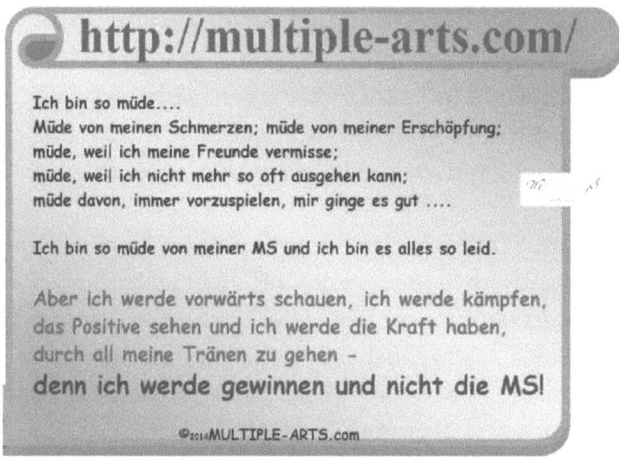

Wann tritt eine emotionale Erschöpfung auf?

Bei MS tritt die Fatigue in all ihren Facetten ja oft unerwartet und keiner logischen Schlussfolgerung nachkommend auf.

Das ist bei der emotionalen Fatigue nicht anders, aber bei mir habe ich festgestellt, dass meiner emotionalen Fatigue zuvor meist auslösende Ereignisse vorausgehen.

> ➤ Eine emotionale Fatigue tritt dann auf, wenn das emotionale Erleben das übertrifft (erschlägt), was man steuern oder kontrollieren kann.

Das heißt: wenn ein Ereignis uns dermaßen belastet, dass wir nicht mehr rational handeln können, wenn wir vielleicht keinen Ausweg sehen, wir einer Situation hilflos gegenüberstehen oder ihr ohnmächtig ausgesetzt sind. Dann kann noch Angst hinzukommen und schwupps, ist der „Kontrollverlust" da, der unsere Emotionen Achterbahn fahren lässt.

Folge: emotionale Fatigue, die sich dann oft besonders fies in MS-typischen Symptomen bemerkbar macht und sich entweder noch auf die „normale Fatigue" draufsetzt oder auch attackenweise auftritt.
Grenzenlos ist sie jedenfalls, vernichtend und schmerzhaft.

Typische Signale sind unter anderem, dass wir überempfindlich reagieren und somit in eine Stimmung geraten, in der uns die kleinsten Dinge tief treffen und verletzen, da wir in diesen Momenten viel sensibler sind.

Außerdem sind Schlafstörungen immer mit im Gepäck, sowie meistens auch Konzentrationsschwierigkeiten. Und nicht selten haben wir in diesen Augenblicken das Gefühl, dass wir außen vorstehen, nicht geliebt werden und nicht Teil des Tatsächlichen seien. So entsteht eine Spirale aus negativen Gedanken, die es natürlich zu unterbrechen gilt – aber was inmitten des Sturms fast nicht möglich ist.

Wenn uns solche Gedanken ab und an quälen oder in besonderen Situationen aufkommen, dann ist die Gefahr einer emotionalen Fatigue hoch.

Im Grunde könnte man es auch als eine **„psycho-somatische"** Fatigue bezeichnen – das fand ich im amerikanischen Netz bei Recherchen. Denn wir wissen ja, wie unser Körper beispielsweise bei Aufregung reagiert: zum Beispiel mit Bauchgrummeln oder auch Schweißausbrüchen.

So ähnlich stelle ich mir die Reaktion bei einer emotionalen Fatigue ebenfalls vor. Unser Nervensystem reagiert auf unser Empfinden/Erleben und da wir als Grunderkrankung „MS" haben, manifestiert sich dann das „Psychosomatische" in MS-Symptomen.

Also ist – wie so oft – Stressvermeidung das Ziel, aber auch das wissen wir: das ist ein äußerst schwieriges Unterfangen und manchmal kann man stressigen Situationen kaum aus dem Weg gehen. Aber man kann lernen, das Beste aus jeder Situation zu machen und positiv zu denken. Das hilft mir dann aus der emotionalen Fatigue/Erschöpfung zumindest wieder ein bisschen heraus…. Sollte das so gar nicht gelingen, dann ist es ratsam, sich psychologische Hilfe zu suchen.

<u>LINKS – Was ist Fatigue und wie fühlt sie sich an?</u>

- https://www.onmeda.de/magazin/fatigue.html
- http://multiple-arts.com/?s=fatigue+eine+emotionale+erklärung
- http://multiple-arts.com/fatigue-meine-bilder-der-todmuden-gestalt-der-ms-einblick-ms-persoenlich-de/
- http://multiple-arts.com/wenn-man-immer-mude-ist-fatigue/
- http://multiple-arts.com/uhthoff-und-fatigue-ein-teufelspaar/ http://multiple-arts.com/lebendig-begraben-fatigue/
- http://multiple-arts.com/fatigue-der-unterschied/
- http://multiple-arts.com/wer-fatigue-kennt-so-fuhle-ich-mich-je-den-tag/
- https://www.onmeda.de/special/multiple-sklerose/fatigue.html

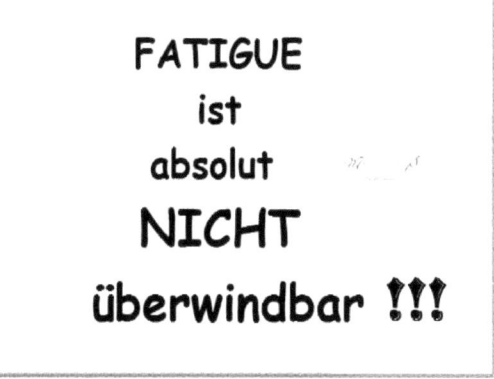

Hier noch ein Sammelsurium
an FATIGUE-Infos:

Fatigue ist ebenfalls durch **erschöpfte Kraftreserven** gekennzeichnet, sowie mit einem erhöhten Ruhebedürfnis, das disproportional zu allen vorangegangenen Anstrengungen steht.

Der Ausdruck „**lassitude**" (=Mattigkeit) kommt aus dem Französischen. Er beinhaltet Trägheit, Abgeschlagenheit, Verdrossenheit.

- **Abgeschlagenheit** ist ein körperlicher und/oder mentaler Zustand völliger Energielosigkeit

- **Mattigkeit** ist ein Zustand des Körpers oder Geistes, der durch Erschöpfung oder Krankheit verursacht ist und gekennzeichnet ist durch ein träges Gefühl der Müdigkeit und Energielosigkeit, sowie Antriebsschwäche

Auszug aus meinem Buch:
„Akzeptanz und Bewältigung chronischer Krankheiten und Depressionen"

„Eine Krebserkrankung oder die Diagnose MS lösen bei vielen Betroffenen auch Ängste und Depressionen aus, die die Lebensfreude und Lebensqualität beeinträchtigen. Dieser fehlende Schwung geht ebenfalls mit Antriebsmangel, Müdigkeit und Erschöpfung einher.

Manche Betroffene haben beispielsweise nach einer Tumorbehandlung noch längere Zeit Anzeichen von Fatigue-Symptomen, ohne dass die direkte Ursache zu finden ist.

Auch nach einer hochdosierten Chemo-Therapie, einer Stammzelltransplantation oder einer Ganzkörperbestrahlung kennt man dieses Syndrom. Es gibt Vermutungen, dass als Ursachen neurophysiologische- und Stoffwechsel-Störungen, ein gestörter Schlaf-Wach-Rhythmus, Störungen in der seelischen Verarbeitung der Erkrankung und Vieles mehr in Frage kommen. Durch eine gezielte Erfassung aller Beschwerden und Umstände und eine darauf abgestimmte Therapie lassen sich aber auch in diesen Fällen die Beschwerden etwas lindern.

Besondere Aufmerksamkeit sollte immer dem Aspekt der „Niedergeschlagenheit" (Depression) gelten.

Denn Müdigkeit, Erschöpfung und Niedergeschlagenheit hängen eng miteinander zusammen. Auch wenn es nicht einfach ist herauszufinden, was Ursache und was Wirkung ist, sollte man es abklären lassen. Depressionen und Fatigue weisen einige Gemeinsamkeiten auf und ähneln sich in vielen Bereichen.

Bei Krebserkrankungen stellen sich angesichts der lebensbedrohlichen Diagnose verständlicherweise sehr schnell Verstimmungen und Niedergeschlagenheit ein. Bei jedem 5. Betroffenen findet sich eine behandlungsbedürftige Depression (und Angststörung).

Ebenso weist jeder 5. Betroffene, der unter Fatigue leidet, Anzeichen einer Depression auf.

Wichtig ist hierbei, dass genau unterschieden wird, ob die Erschöpfung eine depressive Verstimmung zur Folge hat, oder ob die Depression sich durch eine massive Erschöpfung äußert.

So ist häufig beobachtet worden, dass einerseits Fatigue bei den Patienten mit depressiver Stimmungslage häufiger und intensiver auftritt, dass aber andererseits Fatigue eine Depression auch auslösen und verstärken kann. (Quelle: Deutsche Krebshilfe).

Unterscheidung zwischen Fatigue und Depression

Eine klare Unterscheidung zwischen Fatigue und Depression wird vermutlich nicht immer vollständig gelingen, aber ein paar Anhaltspunkte könnten wichtige Hinweise in die eine oder andere Richtung geben.

Quelle: Deutsche Krebshilfe:

- Gab es in Ihrem Leben schon früher Episoden einer depressiven Verstimmung?
- Leiden sie erst seit Ihrer (Krebs) Erkrankung an dieser Art von Müdigkeit?
- Ging dieser Müdigkeit eine depressive Verstimmung voraus?
- Denken Sie häufig ans Sterben?
- Haben Sie die Lebenslust verloren oder wollen Sie, KÖNNEN aber nicht?

Sollte sich bei den Antworten zu diesen Fragen zeigen, dass Sie innerlich besonders wenig MOTIVIERT und auch antriebslos sind und dass Sie dabei eine starke Tendenz zur „Selbstentwertung" haben, dann würde dies dafürsprechen, dass Ihre Erschöpfung Ausdruck einer Depression sein könnte.

Empfinden Sie allerdings Ihre Erschöpfung, Schwäche, Kraftlosigkeit und Müdigkeit mehr körperlich, geistig und gefühlsmäßig, deutet diese eher auf eine Fatigue hin.

Auszüge aus meinem Buch „Fatigue und Uhthoff-Phänomen" /Esch-Verlag / ISBN: 978-3-95555-067-7

„Wissenschaftliche Erklärungen zum Fatigue-Syndrom:

„Fatigue" stammt aus dem französischen Sprachgebrauch und bedeutet Müdigkeit oder Erschöpfung.

- MS-Fatigue: vorzeitige allgemeine physische und psychische Erschöpfung. Fatigue = Müdigkeit. (DMSG.de)
- Erschöpfung, bis zur Unfähigkeit aufzustehen (behindert körperliche Bewegung und deren Ausführung)
- MS-Symptome verstärken sich, Zittern, innerliche Unruhe
- extrem müde, ohne einschlafen zu können o. ständiges Schlafen
- es fällt schwer klar zu denken (auch verlangsamt), Gedanken zusammen zu halten, sich zu konzentrieren
- motivationslos
- behindert psychische und körperliche Belastbarkeit
- extreme und schnelle Erschöpfung: Körperlich und psychisch
- dabei auch Sprachschwierigkeiten
- Übelkeit
- Sehstörungen
- Schmerzen
- Depressionen (Traurigkeit, Verzweiflung)

> ➤ **FATIGUE lässt sich auch durch viel Schlaf nicht beseitigen.**

Das Fatigue-Syndrom bezeichnet ein Erleben von anhaltender (also auch ständiger) Müdigkeit, Erschöpfung und Antriebslosigkeit. Es beeinträchtigt das Leben der Betroffenen stark und sehr nachhaltig und lässt sich auch durch viel Schlaf nicht beseitigen.

Dies ist besonders wichtig zu wissen, denn gut gemeinte Ratschläge, wie: „Schlafe Dich mal ordentlich aus!", oder: „Du musst Dich nur mal richtig ausruhen!" sind hier völlig sinnlos und vor allem sehr unnötig.

In manchen Fällen ist Fatigue eine Begleiterscheinung chronischer Erkrankungen wie MS, Krebs, Rheuma, Aids oder die Folge außergewöhnlicher Belastungen (wie einer Chemotherapie).

Fatigue ist definiert als ein Gefühl von fehlender körperlicher und/oder geistiger Energie, das dann oft als Erschöpfung oder Ermüdung wahrgenommen wird. Es ist ein sehr häufiges Symptom bei MS, das Betroffene und deren Leben und Lebensumfeld enorm beeinträchtigt.

> ✓ **Überaus WICHTIG zu wissen ist, dass Fatigue eine unkontrollierbare Erschöpfung ist, die nicht willentlich beherrscht werden kann!!!**

Fatigue ist ein ganzkörperliches Gefühl physischer und/oder mentaler Erschöpfung!

Fatigue ist ein wirklich nicht zu beherrschendes Gefühl der körperlichen UND/oder seelischen Erschöpfung, Abgeschlagenheit, Energielosigkeit und abnormer Ermüdung.

Das alles kann UNABHÄNGIG von körperlicher Belastung erfolgen.

Auch ist weder eine Depression damit gleichzusetzen, noch eine übliche Antriebslosigkeit, oder Hoffnungslosigkeit. Die Fatigue kann völlig losgelöst von diesen Symptomen da sein und beeinträchtigt deshalb das Leben und den Alltag der Betroffenen sowie deren soziales Leben und Aktivitäten enorm. Des Weiteren ist die Fatigue mittlerweile einer der häufigsten Gründe, die bei MS zur vorzeitigen Verrentung führen.

> ✓ **Das Hauptmerkmal der Fatigue ist, dass Schlaf nicht zur Regeneration führt, sondern ein Gefühl des ständigen Übermüdetseins und enormer Abgeschlagenheit ist.**

Fatigue ist eines der häufigsten und gleichzeitig eines der belastendsten Symptome der MS. Etwa zwei Drittel der MS-Patienten sind davon betroffen.

Mindestens zwei verschiedene Typen der Fatigue werden unterschieden:

- eine dauerhafte Müdigkeit, welche es den Patienten fast unmöglich macht, auch nur die einfachsten Aufgaben zu erfüllen
- eine spontane Müdigkeit, welche nach wenigen Minuten (körperlicher oder geistiger) Aktivität auftritt.

Beide Typen können aber genauso gleichzeitig auftreten. Meine Fatigue beinhaltet beides.

Die Müdigkeit verschlimmert sich typischerweise bei warmem Wetter oder nach einem warmen Bad. Fieber oder andere Ursachen für eine Erhöhung der Köpertemperatur können die Abgeschlagenheit ebenfalls verstärken. MS-Betroffene, die unter Fatigue leiden, erfahren einen massiven Einbruch in ihrer Lebensqualität. Die durch Hitze auftretenden Symptome, die zur Fatigue gerne noch hinzukommen, nennen sich das „Uhthoff-Phänomen".

Unter einer teilweise wenig bekannten unsichtbaren Begleiterkrankung wie der „MS-Fatigue-Symptomatik" zu leiden, ist für Betroffene eine Herausforderung und leider noch öfters eine Demütigung, da man ihnen dieses Symptom oft nicht glaubt, da sie immer noch aussehen, wie das „blühende Leben"! „Stelle Dich nicht so an!", ist einer der häufigsten und verletzendsten Sätze, die ein Betroffener hört.

Leider ist es so, dass das, was wir mit unseren eigenen Augen sehen, in der Regel für jeden von uns existent und wahr ist. Alles was unsichtbar, unerklärlich oder schwer nachvollziehbar ist, wird gerne angezweifelt und existiert für den Betrachter womöglich erst einmal nicht.

Dass Leidtragende unaufhörlich erschöpft, dauermüde und ausgebrannt sind und kein Schlaf der Welt das Ganze regenerieren kann, ist selbst für den Betroffenen manchmal kaum zu begreifen. Man schläft vielleicht (wenn man nicht unter Schlafstörungen leidet) erschöpft ein und doch steht man am nächsten Morgen genauso erschöpft wieder auf!

Dies macht sich dann nicht nur in diesem schrecklich unausgeschlafenen Gefühl bemerkbar, sondern auch in der Fähigkeit zu koordinieren, sich zu konzentrieren und die richtigen Worte zu finden. Das allgemeine Leistungsspektrum wird insgesamt deutlich eingeschränkter.

Noch dazu nimmt der Energie-Pegel im Laufe des Tages stetig ab.

Manchmal wundere ich mich abends selbst, wie ich den Tag geschafft und bewältigt habe.

Dass die Fatigue (aber auch das Uhthoff-Phänomen) noch zusätzlich Auswirkungen auf unsere Psyche und unser Selbstwertgefühl haben, wird hier nur allzu deutlich. Denn morgens nie zu wissen, wie und ob man seinen Tag schafft, was einem wieder alles nicht gelingt, aus der Hand fällt, welche neuen Symptome sich dazu gesellen ... all dies ist ein großer Unsicherheitsfaktor und kann den Alltag eines MS-Betroffenen erheblich belasten.

Dies alles macht deutlich, WIE sehr Fatigue das Leben eines chronisch Kranken beeinflusst....

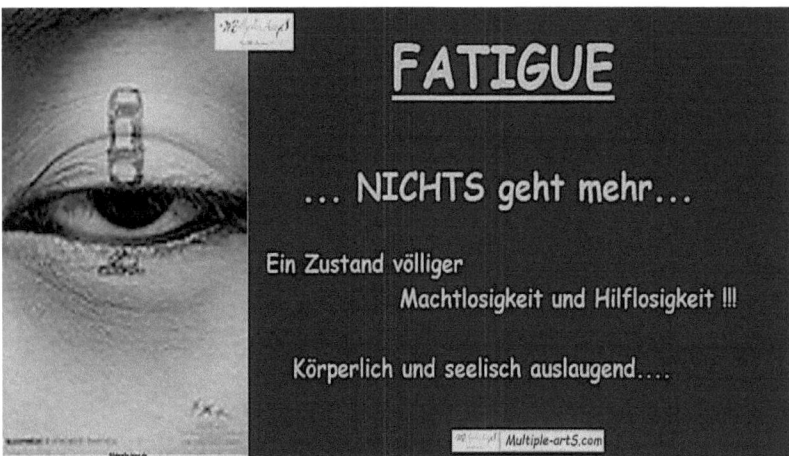

FATIGUE und/oder Depression

Oft stellt sich die große Frage: Habe ich Fatigue oder eine Depression?

Die Symptome ähneln sich und selbst Fachärzte können es schwer auseinanderhalten.

Aus diesem Grund, und auch, um meiner eigenen Problematik auf den Grund zu gehen, habe ich schon vor Jahren recherchiert.

Kommen Fatigue UND Depressionen zusammen, dann kann sich jeder ausrechnen, wie dramatisch solch ein Zustand ist. Aus diesem Grund gehe ich hier auch so ausführlich auf die Fatigue ein. Jedes Syndrom ist alleinstehend schon ein Drama - zusammen ist es der blanke Horror für die Betroffenen und natürlich auch für die Angehörigen.

✓ Deshalb ist es auch so wichtig, beide Symptome von einem Fachmann abklären zu lassen, damit sie getrennt voneinander behandelt werden können. Allerdings helfen einige Antidepressiva sowohl gegen Depressionen als auch gegen Fatigue. Das besprechen Sie am besten mit Ihrem Neurologen.

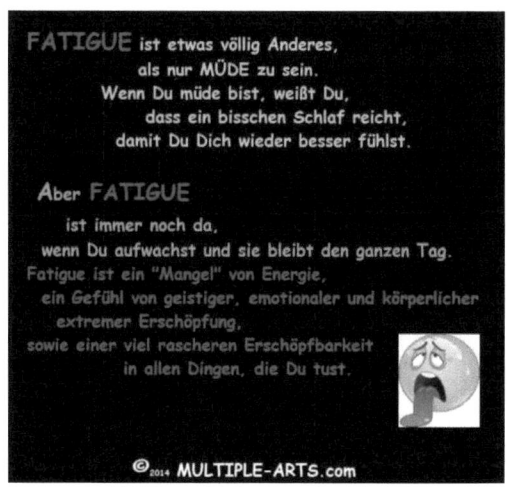

FATIGUE ist etwas völlig Anderes,
als nur MÜDE zu sein.
Wenn Du müde bist, weißt Du,
dass ein bisschen Schlaf reicht,
damit Du Dich wieder besser fühlst.

Aber FATIGUE

ist immer noch da,
wenn Du aufwachst und sie bleibt den ganzen Tag.
Fatigue ist ein "Mangel" von Energie,
ein Gefühl von geistiger, emotionaler und körperlicher
extremer Erschöpfung,
sowie einer viel rascheren Erschöpfbarkeit
in allen Dingen, die Du tust.

©₂₀₁₄ MULTIPLE-ARTS.com

Zur Fatigue und Depression siehe auch S. 68 „Was unterscheidet CFS von einer Depression?"

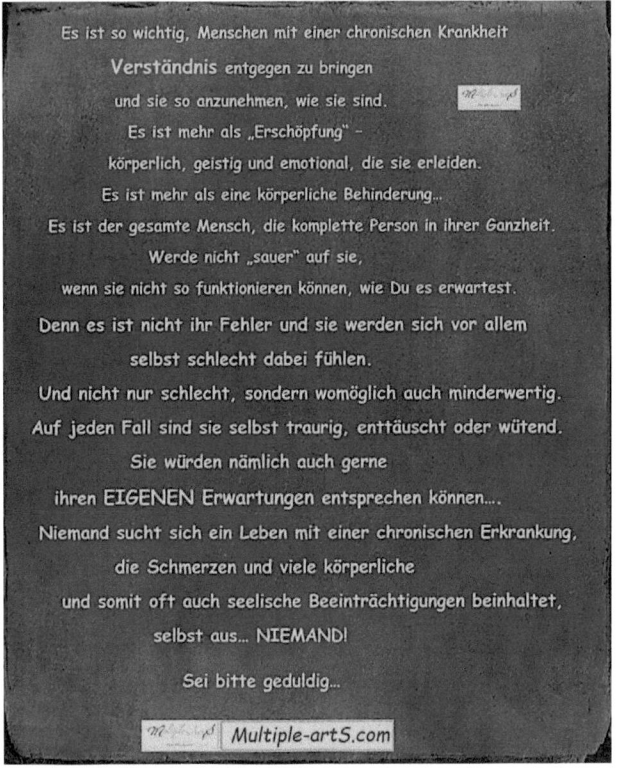

Meine anderen Texte zu Fatigue im Überblick:

Fatigue ist:

http://multiple-arts.com/fatigue/

Emotionale Erklärung:

http://multiple-arts.com/fatigue-eine-emotionale-erklarung-fur-an-gehorige-von-einer-fatigue-geplagten/

http://multiple-arts.com/links-zu-fatigue/

<u>Fatigue: Eine Erklärung:</u>

http://multiple-arts.com/fatigue-eine-erklarung/

<u>Löffel-Theorie:</u>

http://multiple-arts.com/die-loffel-theorie-fatigue-mal-anders-er-klart-von-amsel-de/

<u>Video: Fatigue ist:</u>

https://www.youtube.com/watch?v=dD29IUkh8LA

<u>Grenzenlose Erschöpfung:</u>

http://multiple-arts.com/grenzenlose-erschopfung/

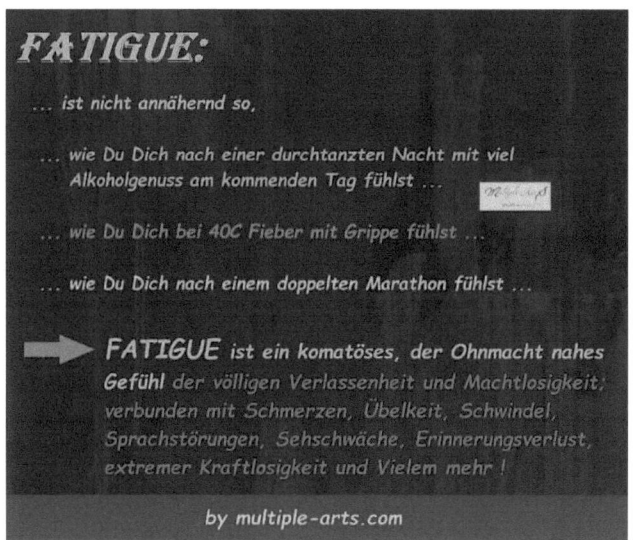

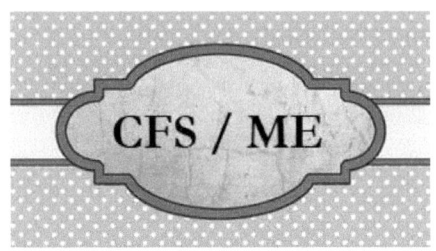

Was ist das chronische Müdigkeitssyndrom? (CFS)

Man hat für nichts mehr Kraft, kann kaum noch aufstehen oder arbeiten gehen. Noch dazu kommen Muskelschmerzen, Nervenstörungen und anhaltende Grippesymptome über Wochen, Monate, Jahre und Jahrzehnte hinweg. All das können Hinweise auf ME/CFS sein!!!

„Das Chronische Erschöpfungssyndrom oder Chronische Müdigkeitssyndrom (englisch: chronic fatigue syndrome CFS), auch Myalgische Enzephalomyelitis (ME), ist eine medizinisch definierte Erkrankung. Ihr Leitsymptom ist eine starke, alle Aktivitäten beeinträchtigende Müdigkeit und Erschöpfung, vor allem nach körperlichen Belastungen.

Nachgewiesen sind Fehlregulationen unter anderem des Nervensystems, des Immunsystems und des Hormonsystems. Weder die Ursachen der Krankheit sind bislang geklärt, noch, ob es sich dabei um ein einheitliches Krankheitsbild handelt. Aus diesem Grund ist eine ursächliche Behandlung nicht möglich, sondern nur eine an den Patienten angepasste, unterstützende Behandlung der Symptome.“
(Quelle: https://de.wikipedia.org/wiki/Chronisches_Erschöpfungssyndrom)

„Das Chronic Fatigue Syndrome ist eine **schwere neuroimmunologische Erkrankung**, die oft zu einem hohen Grad körperlicher Behinderung führt. Weltweit sind etwa 17 Mio. Menschen betroffen. In Deutschland sind es geschätzt bis zu 240.000. Damit ist ME/CFS relativ weit verbreitet. Die WHO stuft ME/CFS seit 1969 als neurologische Erkrankung ein. Nur fünf Prozent der Erkrankten werden wieder ganz gesund.

Die genauen Ursachen der Erkrankung sind bisher noch ungeklärt. Neuere Studien weisen auf eine mögliche Autoimmunerkrankung und eine schwere Störung des Energiestoffwechsels hin. Auch virale Infektionen, wie der Epstein-Barr-Virus, werden als Auslöser diskutiert."
(Quelle: https://www.mecfs.de/was-ist-me-cfs/)

Das „Chronisches Erschöpfungssyndrom" beginnt meistens recht plötzlich. Die Betroffenen können oft einen konkreten Zeitraum angeben, wann die ersten Symptome aufgetreten sind. Dabei handelt es sich um einen Zustand permanenter und lähmender geistiger und körperlicher Erschöpfung und Müdigkeit, sowie allgemeiner Leistungsschwäche, die sich nicht durch eine bekannte körperliche Ursache oder spezifische psychische Störung erklären lassen. Diese Symptome müssen mindestens ein halbes Jahr anhalten, um als CFS anerkannt zu werden. Aber daneben treten leider noch zahlreiche andere Symptome auf, die allerdings individuell unterschiedlich stark ausgeprägt sein können.

> ✓ **Charakteristisch für dieses Syndrom ist, dass sich die Betroffenen selbst nach dem Schlafen nicht besser fühlen und häufig Schmerzen in Muskeln, Gelenken, Hals und Kopf verspüren.**

Weitere Beschwerden sind Schlafstörungen, Muskelqualen oder Halsschmerzen oder Magen-Darm-Störungen. Manche Betroffene klagen zudem über empfindliche oder geschwollene Lymphknoten an den Armen und im Nacken. Leider sind hier die Ursachen noch nicht geklärt.

Interessant ist aber, dass das Syndrom häufig nach Virusinfekten auftritt oder auch mit chronisch-entzündlichen Autoimmunkrankheiten wie Multiple Sklerose oder Morbus Crohn. Aus diesem Grund vermuten Wissenschaftler, dass es mit einer Störung des Immunsystems zusammenhängen könnte.

Die Auswirkungen sind dementsprechend oft heftig, so dass Betroffene manchmal nur noch bedingt oder auch gar nicht mehr berufliche, persönliche und soziale Aktivitäten ausüben können. Nicht selten endet dies auch in sozialer Isolation.

Noch dazu ist diese Fatigue sehr unkalkulierbar. Erstens tritt sie oft auch völlig unvorhergesehen auf und zweitens unterliegt sie zufälligen Schwankungen. Das heißt, manchmal verbessern sich die Symptome und verschlechtern sich dann wieder durch körperliche oder geistige Belastungen.

Schonung oder Ruhe können ein chronisches Erschöpfungssyndrom nicht beseitigen. Das ist wichtig zu wissen, wenn man ungebetene Rat-SCHLÄGE bekommt! ☺

Es ist daher ein komplexes Krankheitsbild, das sich meist schlagartig entwickelt und die Leistungsfähigkeit und Lebensqualität der Erkrankten leider oft jahrelang erheblich beeinträchtigt.

Das CFS darf aber nicht mit der Fatigue verwechselt werden, die häufig bei Krebs oder anderen schweren, chronischen Erkrankungen (wie auch bei der Multiplen Sklerose) auftritt. Diese ruft zwar ähnliche Beschwerden hervor, hat jedoch eine andere Ursache.

Wie ein chronisches Erschöpfungssyndrom im Einzelfall verläuft, lässt sich schwer voraussagen. Allerdings: wer darunter leidet, der leidet wirklich – und jeder Tag ist eine Herausforderung und bedeutet eine große Anstrengung, die meistens als unüberwindbar empfunden wird.

Aber leider hält sich immer noch das Vorurteil, CFS sei rein psychologisch bedingt oder gar pure Einbildung.

Von wissenschaftlicher Seite her ändert sich diese Einstellung glücklicherweise langsam: Wissenschaftler finden immer mehr Hinweise auf mögliche biologische Gründe für die Erkrankung.

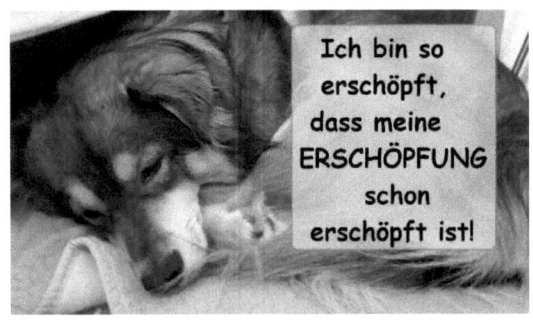

Ich bin so erschöpft, dass meine ERSCHÖPFUNG schon erschöpft ist!

Diagnose CFS

Kriterien für die DIAGNOSE können sein:

Die Beschwerden dauern seit mindestens sechs Monaten an; sie sind ganz neu aufgetreten und/oder haben einen definierten Beginn; sie sind nicht die Folge einer aktuellen Anstrengung; sie verbessern sich NICHT durch Ruhe; und sie müssen zu einer deutlichen Verringerung der Lebensqualität/Aktivitäten des persönlichen Lebens geführt haben.

Außerdem sind gute Kennzeichen auch Symptome, wie Gedächtnis- und Konzentrationsprobleme, Muskelschmerzen (Myalgie), ungewohnte Kopfschmerzen, Schlafstörungen, Halsschmerzen, druckempfindliche Lymphknoten am Hals oder unter den Achseln, Gelenkschmerzen und vor allem eine unverhältnismäßig starke Erschöpfung nach Anstrengung (→ die nachträgliche Erschöpfung hält länger als 24 Stunden an).

Da auch bei anderen Erkrankungen ähnliche Symptome auftreten, muss vom Arzt genau hingeschaut, differenziert und analysiert werden.

Typisch für das Auftreten von CFS ist der Beginn nach einem Infekt. Zuerst schiebt man die Erschöpfung auf die Auswirkungen des Infektes, wenn sie sich aber nicht bessert, sollte man hellhörig werden.

Häufig wird es irgendwann etwas besser und man wägt sich in Sicherheit. Die endlich vermeintlich wiedergewonnene Leistungsfähigkeit ist aber oft nicht von Dauer, denn beim CFS gibt es eine hohe Rückfallquote.

Deshalb kann es sogar nach Monaten oder Jahren spontan - oder auf Grund eines erneuten Infektes - nach körperlicher Belastung oder nach hohen Stressperioden dazu kommen, dass sich die schreckliche und lähmende Erschöpfung wiedereinstellt.

Allerdings gibt es auch Fälle, in denen das CFS sich einschleicht, unauffällig zuerst, bis die Beschwerden und Symptome immer stärker und auffälliger werden.

Woran erkennt man das chronische Erschöpfungssyndrom?

Beim CFS ist es einmal die abnorme Erschöpfung, die den Betroffenen quält, als auch eine erhöhte Erschöpfbarkeit. Dies kenne ich von meiner MS-Fatigue und brauche ein ausgeklügeltes Energie-Management um dieser Abgespanntheit Herr zu werden.

Und ähnlich wie auch bei der MS-Fatigue tritt diese abartige Müdigkeit und Erschöpfung meist sehr plötzlich auf – ohne erkennbare Ursache. Das macht sie so unkalkulierbar.

Bei meiner Fatigue ist IMMER eine gewisse abnorme Grund-Müdigkeit vorhanden, auf die sich dann die „Fatigue-Attacken" noch draufsetzen. Außerdem kann es sein, dass sich diese Müdigkeit auch über einen längeren Zeitraum hinweg entwickelt, ebenso unterschiedlich ist sie auch in ihrer Ausprägung.

Für mich bedeutet das, wie für tausende andere Betroffene auch, dass die Lebensqualität enorm eingeschränkt ist und es noch dazu enorm schwerfällt, die alltäglichen Aufgaben zu erfüllen und zu bewältigen. Dies hat oft zur Folge, dass die sozialen Kontakte einschlafen und man mit viel Unverständnis konfrontiert wird.

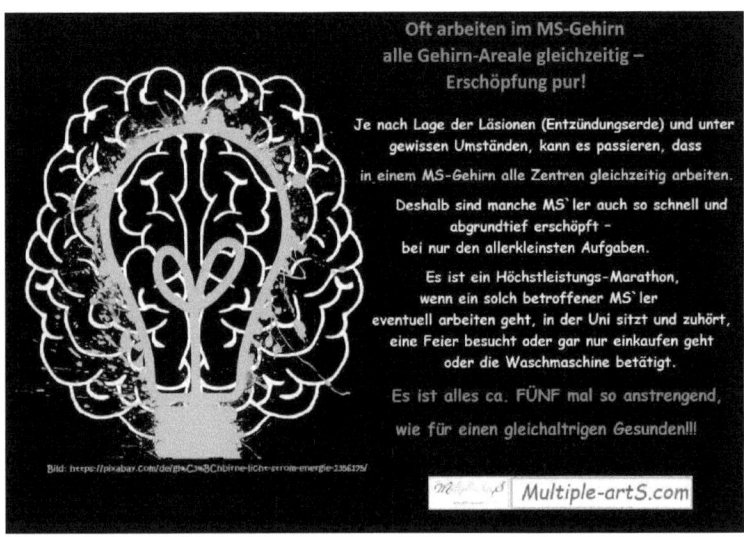

Typische körperliche Beschwerden des CFS:

- Schlafstörungen, nicht erholsamer Schlaf
- Grippeähnliche Symptome mit Halsschmerzen und geschwollenen Lymphknoten
- Muskelverspannungen, Kopf- und Gliederschmerzen
- Übelkeit und Magen-Darm-Beschwerden
- Herz-Kreislaufbeschwerden
- Kurzatmigkeit
- Gewichtsveränderungen
- Verlust der Libido
- emotionale Erschöpfung, Interessenlosigkeit
- niedrige oder zu hohe Ansprüche an sich selbst
- Wutanfälle, gerade gegenüber Schwächeren, Jähzorn
- man agiert nicht mehr, sondern reagiert nur noch

Typische psychische Beschwerden

- Stimmungsschwankungen
- Ängste
- Panikattacken
- Geringere Belastbarkeit
- Konzentrations- und Gedächtnisstörungen

Wenn andere Krankheiten ausgeschlossen werden konnten, wird der Arzt prüfen, ob die angegebenen Beschwerden mindestens seit sechs Monaten bestehen. Dies ist für CFS ein wichtiger Hinweis. Weiterhin überprüft er, ob Schlaf beim Betroffenen zur Erholung führt – ist dies nicht der Fall, könnte sich ein CFS bestätigen. Weitere Kriterien sind, ob man auf Grund der Erschöpfung die alltäglichen privaten und beruflichen Aufgaben nur schwer leisten kann und ob man unter körperlichen oder psychischen Begleitbeschwerden leidet.

URSACHEN CFS

Wodurch das chronische Erschöpfungssyndrom genau verursacht oder ausgelöst wird ist noch nicht bekannt. Es werden aber viele verschiedene Faktoren diskutiert, die dem CFS vorausgehen, es auslösen oder aufrechterhalten könnten.

So werden beispielsweise virale Ursachen, aber auch Pilze und Umweltgifte und Vieles mehr mit der chronischen Erschöpfung in Verbindung gebracht.

Immerhin weiß man, dass verschiedene Persönlichkeits- und Lebensstilfaktoren als Auslöser gelten könnten, beziehungsweise als vorausgehende Faktoren gewertet werden. Denn ähnlich wie bei anderen seelischen (und somatischen) Erkrankungen auch, sind es eher die sehr sensiblen Menschen, die betroffen sind. Introvertierte Menschen scheinen demnach anfälliger für CFS zu sein. Ebenso gilt der Hang zum Perfektionismus als eventueller Auslöser, da sich diese Menschen selbst oft stark unter Druck setzen und eine erhöhte Erwartungshaltung an sich haben.

Ob akute Virusinfektionen und Pfeiffersches Drüsenfieber ein Auslöser sind wird ebenfalls diskutiert.

Sicherer ist, dass akuter oder psychischer Stress ein Auslöser von CFS sein könnte, was ja auch auf der Hand liegt. So scheint es auch einen Zusammenhang zwischen schweren psychischen Leidenserfahrungen (z.B. schwerwiegende lebensverändernde Ereignisse) und CFS zu geben.

Wenn dieser Zusammenhang erklärlich ist, dann kann man auch verstehen, dass es durchaus möglich ist, dass psychologische Prozesse das CFS sogar bestehen lassen können. Das heißt, dass mit dem CFS einhergehende Beschwerden (wie Müdigkeit, Muskelschmerzen, Schlafprobleme etc.) beständig bleiben, wenn sie nicht behandelt werden.

Wenn dann noch schwere Schlafstörungen, Ängste und so weiter hinzukommen, befindet sich der Betroffene schnell in einer Art Spirale, denn nicht erholsamer Nachtschlaf kann darüber hinaus ja noch dazu führen, dass körperliche Missempfindungen, die das chronische Müdigkeitssyndrom begleiten, als noch stärker erlebt werden.

Untersuchungen und Diagnose CFS

Deshalb ist auch das chronische Erschöpfungssyndrom sehr schwer zu diagnostizieren. Viele Betroffene haben einen endlos langen Weg hinter sich, bis die Krankheit schließlich erkannt wird. Denn es gibt keine speziellen Laboruntersuchungen, die die Diagnose CFS sichern könnten. Deshalb gilt oft das sogenannte „Ausschlussverfahren": wenn durch die genaue Erhebung der Krankengeschichte (Anamnese) mit allen auftretenden Symptomen kein Befund zu erstellen ist, muss der Arzt andere Erkrankungen, die ähnliche Beschwerden wie das CFS darstellen, ausschließen.

Darunter fallen einige direkt nachweisbare Erkrankungen, die die Beschwerden erklären könnten, sowie manche psychischen Erkrankungen, wie auch Abhängigkeiten von Medikamenten/Drogen/Alkohol.

Zu den Ausschlusserkrankungen gehören beispielsweise Tumor-Erkrankungen oder Multiple Sklerose. Diabetes mellitus und Leber- oder psychische Erkrankungen wie Depression können ebenfalls Erschöpfung und Müdigkeit auslösen. Ebenso verhält es sich, wenn man unter nächtlichen Atemaussetzern (Schlafapnoe) leidet, denn diese könnten ebenfalls eine Ursache sein (mangelnde Erholung). Natürlich sind für diese Ausschlussverfahren wieder viele Untersuchungen notwendig, die den Betroffenen zusätzlich belasten können.

Ursache: Pfeiffersches Drüsenfieber

Chronische Erschöpfung kann eventuell in Folge des Pfeifferschen Drüsenfiebers auftreten. Dabei ist zu beobachten, dass die Erschöpfung, die während der Akutphase der Erkrankung auftritt, auch nach dem Abklingen noch bleibt. Ganz plötzlich ist der Alltag kaum noch zu bewältigen und Schlafen verschafft keine Erleichterung. Deshalb schlafen auch viele Betroffene tagsüber einfach im Sitzen oder beim Lesen ein.

Darum wird auch der Zusammenhang zwischen dem Pfeifferschem Drüsenfieber und der chronischen Erschöpfung stark vermutet, jedoch ist er wohl bis heute noch nicht wissenschaftlich gesichert.

Ursache: Epstein Barr Virus und virale Ursachen

Nicht selten geht der chronischen Erschöpfung eine Infektion im Atemzentrum oder Magen-Darmtrakt voraus. Und auch das Epstein Barr Virus wird im Zusammenhang, beziehungsweise als Auslöser, mit dem CFS in Betracht gezogen, außerdem noch weitere Herpes-Viren.

Ursache: Schilddrüse

Forscher haben einen weiteren biologischen Indikator für das mysteriöse Chronische Erschöpfungssyndrom (CFS) entdeckt. Demnach produzieren Patienten mit dieser Erkrankung deutlich weniger von bestimmten Schilddrüsenhormonen - darunter fallen die wichtigen Botenstoffe Triiodthyronin und Thyroxin. Dieser Mangel könnte einige der typischen CFS-Symptome erklären. Die eigentliche Ursache des Leidens bleibt aber unklar. (Quelle: http://www.scinexx.de/wissen-aktuell-22551-2018-03-21.html)

Wissenschaftlern ist aufgefallen, dass CFS-Patienten mit einem meist durch eine Unterfunktion der Schilddrüse ausgelösten Mangel an bestimmten Hormonen versehen sind. So könnte also auch die Hormondrüse für das Chronische Erschöpfungssyndrom eine Rolle spielen und es könnte sein, dass zahlreiche Stoffwechselfunktionen bei CFS aufgrund eines Mangels an Schilddrüsenhormonen gestört sind und nur verlangsamt ablaufen. (Quelle: http://www.scinexx.de/wissen-aktuell-22551-2018-03-21.html)

Ursache: fehlende Vitamine/Mineralstoffe

Manchmal fehlen dem Betroffenen Vitamine und/oder Mineralstoffe, die der Körper beispielsweise während einer vorhergehenden Erkrankung aufgebraucht hat – nun müssen sie den Patienten wieder zugeführt werden. (Zum Beispiel Vitamin C, Vitamin B12, Zink, Eisen, und Vieles mehr). Es wird jedoch darauf hingewiesen, dass man keine Eigenmedikation starten sollte, sondern immer Rücksprache mit dem behandelnden Arzt halten muss.

Behandlung von CFS

Wie bei vielen neurologischen und chronischen Erkrankungen gibt es bislang von Seiten der Wissenschaft keine Einigung darüber, wie sich ein chronisches Erschöpfungssyndrom am besten behandeln lässt. Allgemein wird aber gesagt, dass die CFS-Therapie sich immer nach den am meisten belastenden Symptomen und dem derzeitigen Leistungsvermögen richten sollte. Das kann entweder medikamentöse oder auch nicht-medikamentöse Handlungen beinhalten.

Es können unter anderem auch Schmerzmittel gegeben werden, aber dazu befragen Sie bitte Ihren Arzt.

Meiner Meinung nach sind Entspannungsverfahren immer hilfreich.
Sie können bei CFS beispielsweise bei Schlafstörungen helfen.
Ernährungsumstellungen (ausreichend Vitamine und Mineralstoffe) helfen in manchen Fällen offensichtlich ebenso. Aber das muss sicherlich auch jeder für sich ausprobieren.

Psychotherapie oder Verhaltenstherapie kann ebenfalls sehr hilfreich sein.

Ein wichtiger und häufig anzutreffender Tipp ist Folgender:

✓ **Soviel Belastung und Aktivität wie möglich, soviel Schonung wie nötig.**

Das Hauptziel ist bei jeder Behandlung, dass die jeweiligen Symptome gelindert werden sollen.

Was unterscheidet CFS von einer Depression?

Die Depression ist eine psychische Störung und typische Symptome sind eine gedrückte Stimmungslage, negative und grüblerische Gedanken und Antriebslosigkeit. Außerdem gehen Freude am Leben, Lustempfinden, Leistungsfähigkeit, Konzentration und das Interesse am Leben zurück. Das Selbstwertgefühl leidet ebenfalls.

CFS und Depression gehen mit großer Müdigkeit, Erschöpfung, Gedächtnisproblemen, Verlust der Libido und Schlafstörungen einher.

Das CFS beginnt in den meisten Fällen recht plötzlich und wird auch von Symptomen wie Kopf-, Halsschmerzen, schmerzhafte Lymphknoten, Fiebrigkeit oder Muskelschmerzen begleitet. Eine Depression entwickelt sich dagegen meist schleichend.

Trotzdem treten die drei Hauptsymptome von CFS, nämlich Erschöpfung, Gedächtnisprobleme und Schlafstörungen, auch bei Depressionen häufig auf.

Ein entscheidender Unterschied ist, dass Menschen mit einer Depression eher zu einem Rückzug und zur Hoffnungslosigkeit neigen, während Menschen mit CFS eher die Initiative ergreifen und nach einer medizinischen Behandlung suchen. Das bedeutet, dass sie im Gegensatz zu Depressiven noch voller Hoffnung sind wieder gesund werden zu können.

Interessant ist auch, dass Menschen mit einer Depression zu Schuldgefühlen, Wertlosigkeitsgefühlen und Selbstkritik neigen, Patienten mit CFS unterdessen klagen eher über einen Mangel an Energie, Schlafstörungen und Schmerzen.

Ein weiterer Unterschied zeigt sich bei Aktivitäten: die Symptome einer Depression schwächen sich statistisch gesehen durch regelmäßige körperliche Aktivität ab und bei CFS verstärken sich die Symptome durch körperliche und geistige Aktivität. Diese Schwächung und Erschöpfung nach körperlicher Arbeit, bei dem sich der körperliche Zustand verschlechtert, ist Bestandteil der diagnostischen Kriterien für das Krankheitsbild.

Unregelmäßigkeiten der Schlafqualität treten bei CFS deutlicher auf. So sind noch häufiger Ein- und Durchschlafschwierigkeiten, Albträume,

Ruhelosigkeit, häufiges Erwachen und nächtliche Muskelzuckungen sowie Muskelkrämpfe zu beobachten. Vor allem ist dieser Schlaf trotz langer Dauer nicht erholsam. Außerdem gibt es die sogenannte „Morgensteifigkeit" und Gefühle von „Benebelung", die sogar noch Stunden nach dem Aufwachen andauern können. Diese Beschwerden treten bei einer Depression allesamt selten auf. (Angelehnt an und weitere tolle Infos: http://www.cfs-aktuell.de/november06_1.htm)

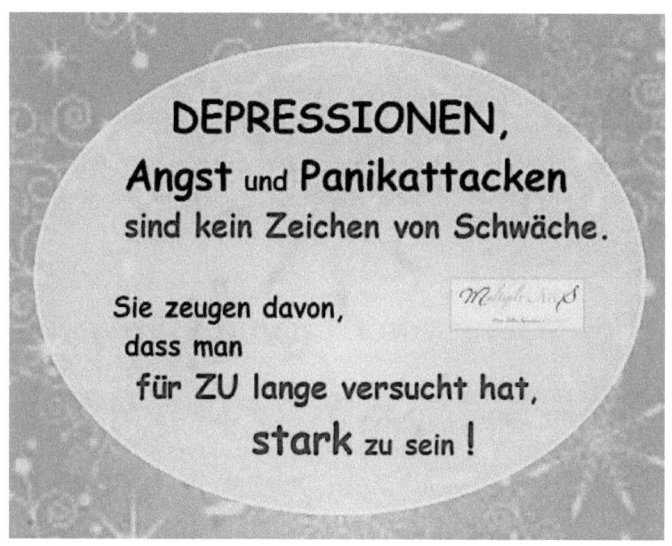

CFS bei Krebserkrankungen

Viele Krebspatienten kennen die Fatigue und das CFS ebenfalls. Oft leiden sie noch zusätzlich zu der sehr anstrengenden Krebstherapie an einer ausgeprägten Erschöpfung.

Wenn man Glück hat, dann klingt sie nach dem Abschluss der Behandlung wieder ab. Bei anderen Patienten bleibt diese chronische Erschöpfung leider vorhanden und schwächt sie somit noch mehr. Das heißt, ein CFS kann auch viele Wochen oder Monate nach Abschluss der Krebstherapie noch ohne erkennbaren Grund weiterhin vorhanden sein. Als Ursachen gelten hier die Neben- und Nachwirkungen der Chemotherapie, Bestrahlung oder Immuntherapie, aber auch Schlafmangel, sowie die oft sehr große seelische Belastung durch die Krebserkrankung.

Abgrenzung von CFS und Fibromyalgie

Da sich die Symptome sehr ähneln, liegt eine Verwechslung – auch in der Diagnose – nahe. Aber Fibromyalgie kennzeichnet sich hauptsächlich durch Schmerzen in der Muskulatur, Steifigkeitsgefühl, Kopfschmerzen und Schlafstörungen - allerdings gehen diese Symptome aber ebenso mit einer chronischen Erschöpfung einher. Mit Hilfe einer ausführlichen Anamnese und bestimmten Untersuchungen kann CFS von Fibromyalgie abgegrenzt werden.

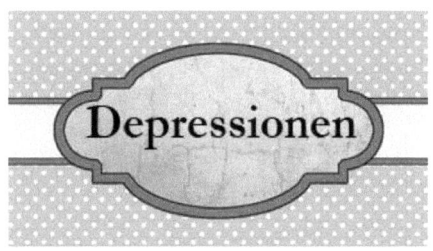

Ich möchte dem Thema „Depressionen" ebenfalls ein eigenes Kapitel widmen, aber da ich darüber schon ein komplettes Buch geschrieben habe, filtere ich das Wichtigste heraus.

Auszüge aus meinem Buch
Akzeptanz und Bewältigung chronischer Krankheiten und Depressionen:
Für Angehörige und Betroffene

DEPRESSION - Was ist das???

Die Depression (von lateinisch deprimere „niederdrücken") ist eine psychische Störung. „Ihre Zeichen sind negative Stimmungen und Gedanken sowie Verlust von Freude, Lustempfinden, Interesse, Antrieb, Selbstwertgefühl, Leistungsfähigkeit und Einfühlungsvermögen. Diese Symptome, die bei gesunden Menschen zeitweise auftreten, sind bei Depression schwerwiegender.

In der Psychiatrie wird die Depression den affektiven Störungen zugeordnet. Die Diagnose wird nach Symptomen und Verlauf gestellt. Entsprechend dem Verlauf unterscheidet man im gegenwärtig verwendeten Klassifikationssystem ICD 10 die depressive Episode und die wiederholte (rezidivierende) depressive Störung. Zur Behandlung depressiver Störungen werden nach Abklärung möglicher Ursachen und des Verlaufs der Erkrankung entweder Antidepressiva eingesetzt oder (je nach Schweregrad) auch eine Psychotherapie ohne Medikation (beispielsweise kognitive Verhaltenstherapie).

Im alltäglichen Sprachgebrauch wird der Begriff „depressiv" häufig für eine Verstimmung verwendet. Im psychiatrischen Sinne ist die Depression jedoch eine ernste, behandlungsbedürftige Störung, die sich der Beeinflussung durch Willenskraft oder Selbstdisziplin des Betroffenen entzieht." (https://de.wikipedia.org/wiki/Depression)

Weitere Definitionen:

Depressionen bei MS können unterschiedliche Ursachen haben:

- Zum einen entstehen Depressionen als Reaktion auf die Krankheit selbst
- Zum anderen sind sie eine direkte Folge der Entzündungsherde im ZNS (Zentrales Nervensystem)

Ihre behandelnden Ärzte (Hausarzt und Neurologe) sollten über dieses Problem Bescheid wissen, denn eine Depression kann mit einer Anzahl therapeutischer Maßnahmen angegangen werden. Es muss sorgfältig überlegt werden, welche Form der Depression es ist und wie sie behandelt werden soll. Man vermutet, dass eine Depression durch eine Funktionsstörung bestimmter Botenstoffe im Gehirn (sogenannte Neurotransmitter) verursacht wird.

Es ist wichtig zu wissen, dass sich eine Depression nicht nur in einem gestörten Gefühlsleben zeigt. Sie beeinträchtigt auch die Leistungs- und Urteilsfähigkeit und äußert sich in körperlichen Beschwerden wie Schmerzen, Schlaflosigkeit, Verdauungsstörungen und sexuellem Desinteresse.

Bei MS-Patienten liegt das Risiko im Laufe des Lebens an einer schweren Depression zu erkranken bei rund 50 Prozent – das Dreifache im Vergleich zur Allgemeinbevölkerung. Nimmt man weniger schwere Depressionen hinzu, steigt das Risiko auf 70 Prozent.

Das Therapieziel sollte immer sein, den erheblichen Leidensdruck der Betroffenen zu vermindern und damit der Wiederherstellung der Lebensqualität und der Lebensfreude zu dienen und der Verhütung eines Suizids vorzubeugen.

Der klinische Begriff der Depression bezieht sich auf eine genau definierte Konstellation von Symptomen, wenn das Verhalten und die Leistungsfähigkeit eines Menschen ganz wesentlich beeinträchtigt und beschränkt sind und dies alles über längere Zeit anhält.

Es gibt verschiedene Formen und Schweregrade der Depression.

✦ Ein **Hauptsymptom** ist die gedrückte Stimmung. (Gefühl von Niedergeschlagenheit, Hoffnungslosigkeit und Wertlosigkeit). Derjenige entwickelt pessimistische Zukunftsperspektiven und Zukunftsangst, die bis hin zu Suizidgedanken und- Handlungen führen können.

✦ Ein weiteres **zentrales Symptom** ist die Antriebslosigkeit. (Schnelle Erschöpfung, sehr wenige Reserven, Energielosigkeit). Außerdem können diese Menschen die Dinge, die sie normalerweise ohne Probleme oder gar mit Freude erledigt haben, nun nicht mehr bewältigen. Daraufhin ziehen sie sich oft zurück und verlieren das Interesse an anderen Menschen. Soziale Isolation kann eine Folge dessen sein. Des Weiteren können die Aufmerksamkeits- und Konzentrationsleistungen abnehmen, Entscheidungen zu fällen kann deutlich schwerer fallen.

✦ Auf der **körperlichen Ebene** ist die Depression häufig begleitet von Appetitverlust, Müdigkeit, Schlafstörungen, Verminderung des Sexualtriebes, Gewichtsab- oder Zunahme und körperlichen Schmerzen.

Nach neuesten Erkenntnissen werden Depressionen heutzutage nicht mehr nach ihren URSACHEN unterschieden, sondern nach ihrem Schwergrad beurteilt.

Deshalb gibt es die

- ➢ Leichte Depression
- ➢ Mittelschwere Depression
- ➢ Schwere Depression
- ➢ Rezidivierende Depression

Die Symptomatik einer Depression kann sich bei Frauen und Männern auf unterschiedliche Weise zeigen. Bei den Basis-Symptomen sind die Unterschiede eher gering, aber bei Frauen sind eher Phänomene wie Mutlosigkeit und Grübeln verstärkt zu beobachten. Bei Männern dagegen gibt es deutliche Hinweise darauf, dass eine Depression sich auch in einer Tendenz zu aggressivem Verhalten niederschlagen kann.

Die größte Gefahr dieser Krankheit besteht in der Suizidalität. Wer sich Wochen oder Monate lang niedergeschlagen fühlt und keine Freude mehr am Leben hat, beginnt am Sinn des Lebens zu zweifeln.

Depression oder depressive Verstimmung?

Dieser vermeintlich kleine Unterschied ist gewaltig im Ausmaß und sollte deshalb gut diagnostiziert sein.

Eine „depressive Verstimmung" äußert sich meist durch Betrübtheit und Traurigkeit. Sie verschwindet jedoch wieder, sobald etwas Positives passiert oder der Betroffene aktiv gegen seinen negativen Gemütszustand vorgeht. Eine Depression hingegen ist unkontrollierbar und kann nicht mit eigener Willenskraft verhindert werden. Genauso verhält es sich übrigens auch mit der Fatigue. Sie ist überhaupt nicht kontrollierbar – die Betroffenen sind ihr ausgeliefert.

Im Unterschied zu einer gelegentlichen depressiven Verstimmung oder Traurigkeit ist es bei einer Depression kaum möglich ein normales Leben zu führen. Gedanken, Gefühle, Verhalten und auch körperliche Vorgänge sind stark verändert. Diese Depression verschwindet nicht einfach wieder und muss DRINGEND von einem Arzt behandelt werden. Ärzte können eine Therapie und/oder Medikamente dagegen verschreiben.

Eine depressive Verstimmung dagegen ist meist durch Unterstützung von Familie und Freunden aufzufangen – dieses Auffangen sollte bei einer echten Depression aber niemand laienhaft versuchen, sondern sie muss unbedingt ärztlich behandelt werden.

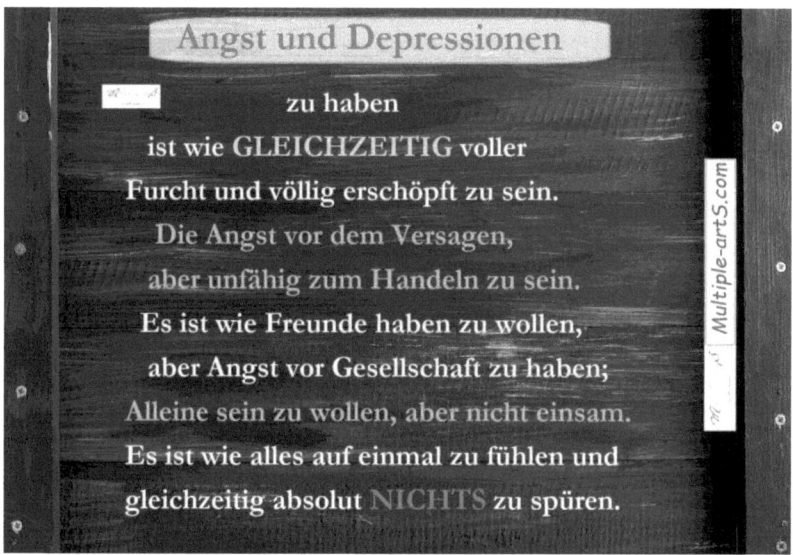

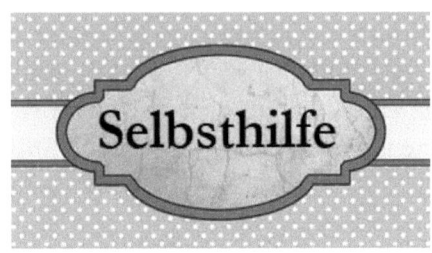

Was kann ich bei Erschöpfung selbst tun?

Das Anerkennen der Erkrankung und das bewusste Wahrnehmen der Symptome ist ein erster wichtiger Schritt. Denn dieser Schritt hilft dem Betroffenen auch dann, wenn seine Symptome angezweifelt werden, was bei den nicht sichtbaren Beeinträchtigungen ja häufig der Fall ist. Ein guter Selbststand und eine sinnvolle Abgrenzung sind notwendig, um ein gutes Selbstmanagement betreiben zu können. Man muss lernen loszulassen: loslassen von Gesundheit und alten Angewohnheiten und manchmal auch das Loslassen von seinem alten „Ich".

> ✓ **Ziel ist es, das persönliche Gleichgewicht zwischen Leistungsfähigkeit und Entspannung zu finden und zu halten.**

Dies gelingt leichter, wenn Sie auch im inneren Gleichgewicht sind, sich selbst mit all den Beeinträchtigungen akzeptieren, keine Schuldgefühle entwickeln und sich selbst mögen. Einfach ist das nicht, aber es ist ein wichtiger Baustein in Richtung Akzeptanz und Bewältigung.

Nur so kann man lernen der Erkrankung effektiv die Stirn zu bieten und dem Teufelskreis von Inaktivität und Müdigkeit zu entkommen.

Deshalb ist es notwendig, seine eigene Lebensweise, seine Gewohnheiten, den Alltag und den Tagesablauf zu analysieren, seine eigenen Leistungsgrenzen neu auszuloten und gegebenenfalls neu auszurichten.

Tipps bei leichteren Beschwerden

Tritt die chronische Erschöpfung in Folge einer Infektion auf, so ist es sehr wichtig, dass Ruhe eingehalten wird. Manchmal ist es auch möglich, dass sich der Erkrankte einfach nicht richtig auskuriert hat.

Wenn die Ermattung im Zusammenhang mit einem niedrigen Blutdruck steht, dann kann man sich mit Bewegung an der frischen Luft, Kneipp-Güssen und ausreichender Trinkmenge an Wasser ebenso helfen, wie mit allen anderen bekannten Methoden, wie man niedrigem Blutdruck Herr wird.

Falls allerdings eine permanente Erschöpfung, Abgeschlagenheit und Überbelastung vorliegt, dann müssen Betroffene reagieren und einen Arzt aufsuchen. Dann nämlich müssen diese Symptome analysiert werden und eventuelle Hilfsmaßnahmen beschlossen und praktiziert werden.

Erste Hilfe können vermehrte Ruhephasen und das schnellstmögliche Verteilen von Belastungen und Aufgaben sein. Eventuell muss man auch seinen Alltag umstrukturieren, und auch Hilfe von außen annehmen.

Vorbeugende Maßnahmen

Natürlich kann man sich meistens nicht direkt vor Erschöpfung schützen, wenn man einen Berufsalltag zu bewältigen hat und/oder Kinder versorgen muss. Aber man kann lernen seinen Alltag anders zu strukturieren, sowie lernen herauszufinden, wo genau die Stressoren im „Alltag" sitzen und wie man sie reduzieren kann.

Dazu gehört auch, sich Prioritäten zu setzen und sich eines übermäßigen „Putz-Wahns" zu entledigen! :) Gelassenheit gepaart mit einer Prise Humor sind hier wunderbare Helfer.

Zweifellos sind eine ausgewogene vitaminreiche Kost sowie ausreichend Schlaf wichtig. Bewegung - und möglichst noch an der frischen Luft - tragen zu Wohlgefühl und einem gesunden Immunsystem bei.

Seine eigene BALANCE zu finden, ist ebenfalls äußerst wichtig um dem Erschöpfungssyndrom ein „Schnippchen" zu schlagen. Das bedeutet, dass man sich ein ausgewogenes Verhältnis zwischen Belastung und Entspannung schaffen sollte. Dies ist vor allem zu Beginn, wenn man sich umstellen möchte, nicht ganz einfach. Entspannungsübungen - eventuell kombiniert mit meditativer Musik - können hier erste Schritte sein um zur inneren Ruhe zu finden und um sich dem Alltag und dem Stress zu entziehen.

Ganzheitliche Betrachtungsweise

Ich habe mit meiner MS-Erkrankung, der Fatigue und anderen begleitenden Symptomen bisher immer die Erfahrung gemacht, dass es mehr als sinnvoll ist, Körper und Geist im GANZEN wahrzunehmen und ihnen entsprechende Unterstützung zu bieten. Wenn ich natürlich eine akute Migräne habe, behandele ich diese direkt mit entsprechenden Mitteln, aber wenn Körper und Geist besser im Einklang sind, dann habe ich auch weniger Migräne-Attacken. Seit ich beispielsweise CBD-Öl nehme, scheint mein Körper mit Seele und Geist viel mehr in der Balance zu sein und sowohl neuropathische, als auch andere Schmerzen sind deutlich seltener geworden. Des Weiteren hat sich mein Darm beruhigt - und so weiter. All dies hat einen gegenseitigen Einfluss. Ich bin überzeugt davon, dass es mir momentan recht „stabil" geht - auch psychisch - weil genau dieses Gleichgewicht wiederhergestellt ist, beziehungsweise ich auf einem guten Weg dorthin bin.

Besonders die „Erschöpfung" ist ein äußerst komplexes Geschehen und kann die unterschiedlichsten Ursachen haben.

Ähnlich, wie man darüber diskutieren kann ob die „Henne oder das Ei" zuerst da waren, ist es auch mit psychischen und /oder körperlichen Symptomen. Der ganzheitliche Ansatz möchte beides so in Einklang bringen, dass das aus den Fugen geratene Immunsystem wieder in die Balance kommt, dass der Körper wieder mit Mineralien und Vitaminen versorgt werden kann – dass er wieder im Fluss ist. Dann heilen sich Körper und Geist gegenseitig. Deshalb bin ich Osteopathie und Homöopathie gegenüber sehr offen.

Auszug aus meinem Buch: „Hilfe Annehmen lernen Abgrenzen & NEIN-Sagen: So macht uns unsere Schwäche stark"

Hilfe annehmen!
– So macht uns unsere Schwäche stark

Hilfe kann Beratung, Therapie oder andere Unterstützung betreffen. Wenn Sie oder Ihre Angehörigen zum Beispiel in einer Therapie erfahren haben, dass Hilfe wirkt sowie erleichtert und stärkt, verstehen Sie vielleicht gar Ihre frühere Haltung (Abwehr) dagegen nicht mehr.

Hilfe zu suchen und anzunehmen ist also gar nicht so einfach – das wird immer mehr klar. Und klar ist auch: Je schlechter es uns geht, umso weniger Kraft haben wir, überhaupt Hilfe zu suchen (auch eventuell eine entsprechende Person, der man sich anvertrauen kann zu suchen oder gar einen Arzt aufzusuchen). Und umso schwieriger kann es deswegen auch sein auf die eigenen Probleme hinzuweisen. Dazu muss man sie wahrnehmen und „sortieren", um sie überhaupt in Worte fassen zu können – und das stellt wieder eine Hürde dar.

Im Grunde genommen geht es ja oft darum, dass wir keine Hilfe annehmen *können* – warum auch immer. Ist es nicht so, dass man manchmal glaubt, man müsse immer stark sein und alles alleine schaffen!?! Oft ist es so - man möchte anderen nicht zur Last fallen und hat vielleicht auch schlechte Erfahrungen damit gemacht. Und doch gibt es Situationen in denen wir Hilfe BRAUCHEN. Und das ist kein Makel, sondern:

✓ Wer sich Hilfe sucht ist stark!

Und ist es nicht so, dass wir uns im Grunde alle nach Menschen sehnen, denen wir wichtig sind? So wichtig, dass sie sich um uns kümmern, wenn es uns schlecht geht, die uns trösten, wenn wir Aufmunterung brauchen und die uns unterstützen, wenn wir darauf angewiesen sind? Auch wenn man es nicht dringend existenziell braucht darf man Hilfe annehmen.

Mir hat eine Therapeutin mal gesagt, dass manche Menschen in meinem Umfeld mir sicher gerne helfen würden, sie aber nicht wüssten WIE! Und dass es für eine Freundin, die außerhalb wohnt, wohltuend ist, wenn wir uns bei mir verabreden und ich nicht zu fahren brauche (was mich unter Umständen sehr anstrengt), sondern sie dann diese Fahrt regelmäßig macht um mich zu entlasten. Auch das ist Hilfe.

Denn es ist nicht immer einfach für andere etwas für uns tun zu können. Wenn sie es aber möchten, dann liegt es an uns, wie und ob wir ihre Hilfe annehmen können.

Klar ist: Nur wenn wir uns wirklich und ernsthaft bemühen, uns öffnen und diese Hilfe zulassen (möchten), können andere auch für uns etwas tun und vor allem da sein.

Warum fällt es uns so schwer Hilfe anzunehmen?

Leider haben wir oft von klein auf gelernt, dass man „stark sein muss"! Was auch immer das heißt! „Zeig bloß keine Schwäche!" hieß es oft – warum nur?? Meistens wurde uns gar vorgelebt, dass sich jeder alleine durchkämpfen muss, dass diese Welt hart ist und dass man niemandem trauen kann.

Sich Unterstützung zu holen wurde und wird (auch in der heutigen Gesellschaft) oft als Zeichen von Schwäche verstanden. Schade!!! Denn das Gegenteil ist der Fall: Wenn sich ein Mensch Hilfe sucht, hat er einen wichtigen und sehr starken - oft auch mutigen - Schritt begangen: Er hat reflektiert und **handelt.** Handlungsfähigkeit ist eine tolle Gabe und ist STÄRKE! Nicht zu handeln ist schwach (ohne Wertung). Dann überlässt man sich seinem Schicksal, weil man nicht die Kraft oder den Mut (oder auch Charakter) hat. In dem Moment, in dem man sich AKTIV Hilfe sucht, ist man stark genug, all das was noch kommen könnte mitzutragen!! Toll, oder? :)

Noch dazu sollte man sich immer sagen: Warum machen wir es uns so schwer, wenn es doch auch viel viel einfacher ginge?! Denn gerade chronisch Kranke verfügen über weniger Kraft und Energie als gleichaltrige Gesunde. Diese Energie auf ein „Ich muss da durch, ich will es alleine schaffen!" zu verschwenden ist doch schade und nimmt uns viele Möglichkeiten Schöneres zu erleben.

Oft sind es auch Schamgefühle, die es Menschen in Not so schwer machen, sich Hilfe zu suchen. Dabei stellt man immer wieder fest: Wer sich offenbart, wird sich wundern, wie vielen Menschen es ähnlich geht.

Ich habe beispielsweise ein Buch über sexuelle Störungen bei chronischen Erkrankungen herausgegeben. Die Resonanz war groß – aber nicht öffentlich, sondern mich erreichten E-Mails mit der Bitte um Vertraulichkeit. Ich habe das Thema „Sexualität" und die dazugehörige „Scham" dann in einer Facebook-Gruppe zum Thema gemacht und siehe da: im „geschlossenen Rahmen" einer solchen Gruppe haben viele Betroffene von ihren Problemen erzählt und es war ergreifend, wie viele Menschen dann gesagt haben: „Ach, ich sehe, ich bin nicht alleine!".

Wie wohltuend!"

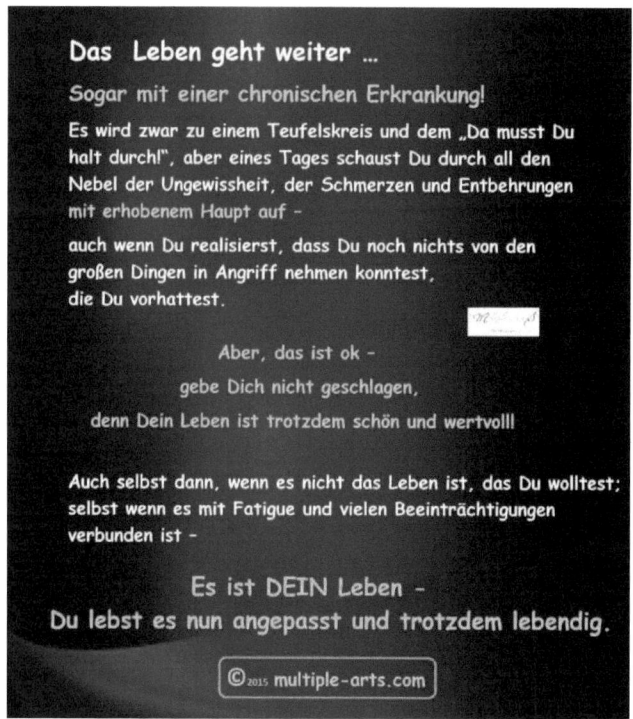

Burnout

Müde, erschöpft, völlig demotiviert – so hört sich Burnout an und doch ist es mehr, als „nur" von den Anforderungen der Arbeit oder des Alltags erschöpft zu sein. Burnout bezeichnet einen Zustand des kompletten körperlichen und emotionalen Ausgebranntseins.

Burnout ist mehr als einfach nur erschöpft zu sein: die Bezeichnung stammt aus dem Englischen und bedeutet übersetzt „Ausbrennen"/ „Ausgebranntsein", was gut den Zustand der inneren Leere und der empfundenen Müdigkeit/Erschöpfung beschreibt.

Das Burnout - das Ausbrennen - ist vor allem bei Managern bekannt geworden. Aber längst betrifft es nicht nur diese Gruppe, sondern es kann einfach „JEDEN" treffen.

Besonders allerdings Menschen mit einer hohen sozialen Verantwortung und extremem Leistungsdruck sind anfällig für Burnout. Dazu zählen beispielsweise ErzieherInnen, Krankenschwestern und auch Pfleger, Sozialpädagogen, Lehrer, Gruppenleiter/Ausbilder, aber genauso auch Hausfrauen, die viele Jobs gleichzeitig stemmen müssen und oft wahre Multitasking-Talente sind.

> ➤ **Kennzeichnend ist immer, dass sich mit der Zeit ein Gefühl der Überforderung auch bei alltäglichen Aufgaben entwickelt.**

Es gibt Studien, die besagen, dass in naher Zukunft jeder Zweite an einem Burnout, einer Depression oder allgemeiner Erschöpfung leiden könnte. Mich hat das sehr betroffen gemacht, denn irgendetwas muss ja in unserer Gesellschaft schieflaufen, dass es solche Ausmaße hat.

Als ich noch als Erzieherin gearbeitet habe, war es für mich aus diesem Grund unverständlich, wie voll viele Eltern den Terminkalender ihrer Kinder packen: Englisch-Kurse, Sport, Musik und Sonstiges.

WO bleibt da die so dringend notwendige Zeit zum freien Spielen, um sich entwickeln zu können, zum Ausprobieren und auch zum Faulenzen? Sie wird schon bei kleinen Kindern wegrationalisiert – aber im Sinne von Termindruck. Das muss schwere Folgen haben. Des Weiteren nistet sich dann in den Köpfen der Kinder ein: Freizeit ist Stress und ohne diesen Stress bin ich ein „Niemand"!

Dadurch sind auch die Leistungsanforderungen im Job und Privatleben gestiegen.

Noch dazu kommt ein wesentlicher Aspekt in unserer heutigen Gesellschaft: die ständige Erreichbarkeit!

Internet, Smartphones - Berufstätige lesen auch abends nach Dienstschluss und am Wochenende noch E-Mails und beantworten diese. Den klassischen „Feierabend" scheint es so nicht mehr zu geben… man soll allzeit bereit sein. Somit sind natürlich auch Beziehungsprobleme und Streit in der Partnerschaft und Familie vorprogrammiert.

Ein weiteres Phänomen ist es auch, mit Infekten und anderen Erkrankungen zur Arbeit zu gehen, um einerseits das Pensum zu schaffen und andererseits nicht den Chef zu verärgern.

Das kann dem Körper und der Seele nicht guttun, denn wenn der Körper schon „um Hilfe" ruft, sollten wir hellhörig werden.

Natürlich sind es aber nicht immer die vermeintlichen Anforderungen „von außen", sondern oft liegt die Ursache auch in einem selbst: wenn man beispielsweise extrem perfektionistisch ist und generell extrem hohe Ansprüche an sich selbst und seine Arbeit stellt. Oder man unterliegt dem Irrglauben (oder bekam ihn anerzogen), man müsse alles selbst erledigen und bewältigen können. Dann kann es sehr schnell gehen und schwupps - man ist mitten drin im Erschöpfungssyndrom!

BURNOUT-Fragen, die man sich stellen kann:

- Ich fühle mich oft gestresst oder überfordert
- Mir macht meine Arbeit keinen Spaß mehr
- Ich erscheine deutlich unkonzentrierter als früher
- Ich bin oft müde und abgespannt
- Mein Schlaf ist nicht wirklich in Ordnung
- Nur noch weniges/nichts mehr macht mir richtig Freude
- Ich bin pessimistischer als früher
- Mein Essverhalten hat sich verändert: Mir schmeckt vieles nicht besonders, ich esse zu viel, zu wenig, unkontrolliert
- Ich habe sehr wenig Lust, mich mit Freunden oder Verwandten zu treffen
- Sexuelle Lust habe ich selten oder nie
- Ich bin aggressiver als früher, auch wenn das andere nicht unbedingt merken
- Ich komme ohne Medikamente kaum noch aus (Schlafmittel, Schmerzmittel etc.)

URSACHEN BURNOUT

Hier gelten die gleichen Auslöser, wie auch beim Erschöpfungssyndrom. Auch manche Medikamente lösen als Nebenwirkung Müdigkeit und Erschöpfung aus - zum Beispiel blutdrucksenkende Mittel, Antihistaminika gegen Allergien oder Antidepressiva gegen Depressionen.

Unsere Gesellschaft ist so enorm schnelllebig geworden und es scheint beinahe, als ob wir „irgendetwas" hinterherhetzen und es nicht mehr schaffen, uns selbst einzuholen.
Noch dazu ist alles unsicherer geworden; es drücken finanzielle Probleme und die Hetze macht uns fertig. Wie schon beschrieben, kann

jeder individuell anders (besser oder schlechter) mit Stress und Hektik, mit Anforderungen und Erwartungen umgehen. Aber oft ist durch all dies schon fast ein Burnout vorprogrammiert. Und nicht nur bei Managern – nein, es kann jeden treffen.

Vom Stress zur Überforderung und zur Hilflosigkeit ist es oft nur noch ein kleiner Schritt. Eine Gratwanderung, die kippt, sobald man die Frühzeichen nicht entdeckt oder nicht ernst genug nimmt. Leider ist oft die erste Reaktion auf die Hilflosigkeit die Flucht oder der „Angriff" (evolutionsbedingt ein normaler Reflex). Allerdings wird dadurch der Druck noch erheblich erhöht und anstatt eine **Ent**schleunigung herbeizuführen, kommt es zu einer **Be**schleunigung, die weder Körper noch Seele gut tun kann. Nicht selten endet dieser Prozess dann in einem körperlichen und seelischen Erschöpfungszustand und dem Gefühl von Ausgebranntsein.

> ➢ **Und: Burnout lässt sich nicht mit Schlaf oder einem schönen Urlaub heilen.**

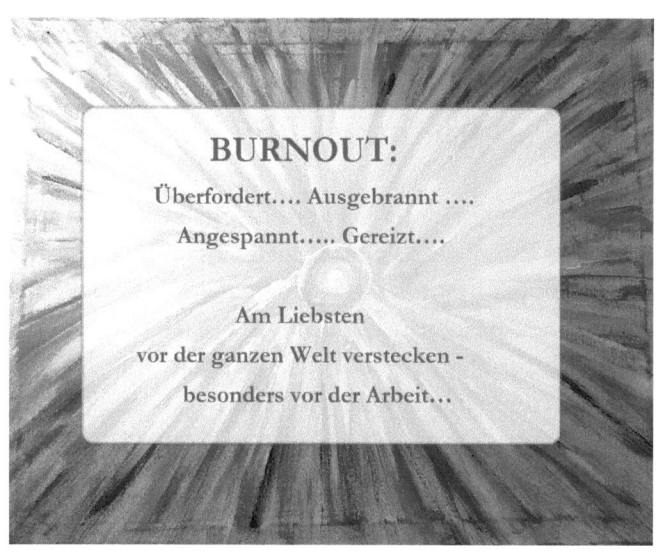

BURNOUT:
Überfordert…. Ausgebrannt ….
Angespannt….. Gereizt….

Am Liebsten
vor der ganzen Welt verstecken -
besonders vor der Arbeit…

Burnout erkennen

Interessant ist ja, dass nahestehende Menschen die ersten Anzeichen von Burnout oft schneller erkennen und einschätzen können, als die Betroffenen selbst.

Deshalb dürfen Familienangehörige, Arbeitskollegen oder Freunde auch besonders aufmerksam sein, wenn jemand aus dem näheren Umfeld unter Stress leidet und die beschriebenen körperlichen und/oder seelischen Anzeichen zeigt. Der nächste Schritt wäre natürlich, den Betroffenen darauf anzusprechen, was aber (siehe S. 88 „Erstes Stadium des Burnouts") nicht so einfach sein dürfte, da er selbst diese Anzeichen nicht sehen und wahrhaben möchte oder kann.

Dabei wäre die Einsicht, dass man krank ist, bereits der erste Schritt auf dem Weg zur Besserung. Das ist aber die „Theorie"! Manch (Ehe) -Partner wird davon „ein Lied singen" können, wie schwer es ist, den geliebten Partner darauf anzusprechen.

Maßgebend ist übrigens auch, dass sich Burnout bei Frauen und Männern unterschiedlich äußern kann.

Burnout bei Frauen

Meist ist es so, dass Frauen ihren Körper besser kennen und auch früher zu einem Arzt gehen, wenn sie solche Anzeichen spüren. Die häufigsten allgemeinen Anzeichen bei Frauen sind Müdigkeit, Schlaflosigkeit und eher auch mal körperliche Beschwerden wie Kopfschmerzen (Migräne), Nacken- und Rückenprobleme. Außerdem reagiert der Frauenkörper schneller mit Herz-Kreislaufstörungen, Erkältungen, und/oder Magen-Darm-Problemen. Auch Leber- und Gallenprobleme können weitere körperliche Hinweise sein.

Seelische Anzeichen sind bei Frauen erhöhte „Weinerlichkeit" (in Tränen ausbrechen bei Kleinigkeiten), das Gefühl, sich vor der ganzen Welt verstecken und distanzieren zu müssen und eine Gereiztheit.

Burnout bei Männern

Bei Männern zeigen sich körperliche Anzeichen meist deutlich später. Bei ihnen machen sich das Ausgebranntsein vor allem in psychischen Beschwerden bemerkbar, wie Gefühle des Versagens; Angst, nicht mehr den Anforderungen gewachsen zu sein; permanente stark ausgeprägte Müdigkeit und Lustlosigkeit; Gereiztheit; mangelndes Interesse am Beruf oder Aufgabenbereich; Schlafstörungen; Konzentrationsstörungen und einer allgemeinen nicht spezifischen Verzweiflung bis hin zu Hoffnungslosigkeit.

Ausgebrannten Männern fehlt die Motivation irgendetwas anzupacken; sie haben zum Teil große Stimmungsschwankungen und können sich oft nicht erklären woher diese kommen.

Aber auch körperliche Beschwerden wie Tinnitus, Kopfschmerzen und Magen-Darm-Probleme gehören zu den Symptomen. Und gerade durch den erlebten Stress und Ärger ist besonders die Leber oft stark belastet. (Siehe S. 102)

Schutz vor Burnout

Unter anderem hilft oft nur ein klares Abgrenzen und das NEIN-Sagen! Denn allzu oft sagt man Ja, auch wenn man Nein meint und wenn sich dies summiert, sitzt man schneller in der Burnout-Falle als einem lieb ist.

> ➢ **Man kann es NIE allen recht machen!**

Das muss einer der neuen Glaubenssätze werden.

Nein-Sagen zu lernen ist nicht einfach. Ich habe dazu ein komplettes Buch geschrieben (siehe Anhang „Hilfe Annehmen lernen Abgrenzen & NEIN-Sagen: So macht uns unsere Schwäche stark"). Immerhin ist es wichtig, sich am Anfang bewusst zu machen, warum man lieber Ja sagt, anstatt eine Bitte, einen Wunsch oder ein Anliegen abzulehnen.

Ebenso kann man sich wiederholende Ereignisse hervorrufen, in denen das passiert ist und an Lösungsansätzen arbeiten.

Menschen, die ein Burnout bekommen, neigen zum Ja-Sagen und bieten besonders oft gerne ihre Hilfe an. Deshalb sind ja auch Personen, die in sozialen Berufen arbeiten besonders von Burnout betroffen.

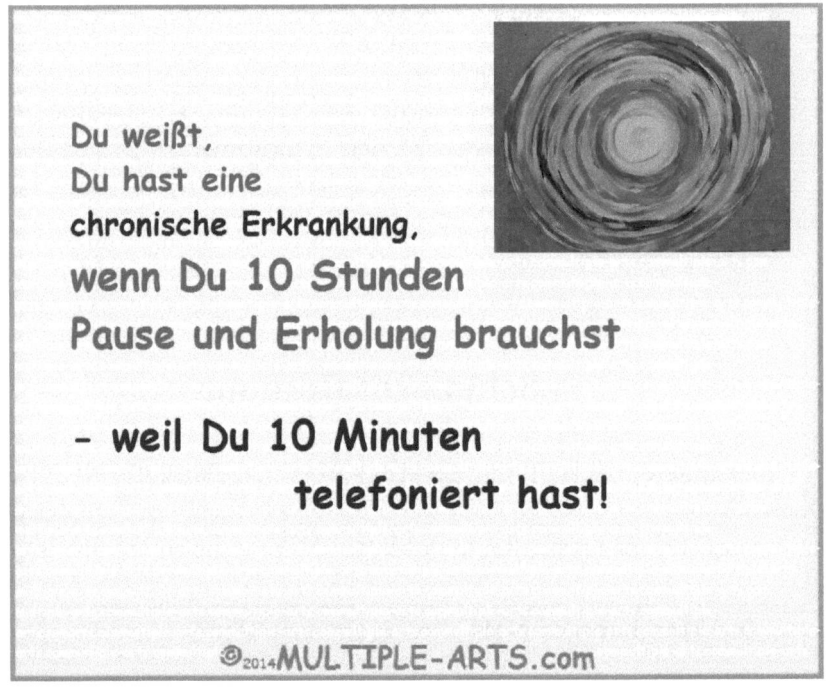

Drei Verlaufs-Phasen des Burnouts

Auch wenn ein Burnout relativ klar definiert ist, kann es sich bei jedem Menschen individuell äußern. Oft verläuft oder durchläuft ein Burnout-Prozess drei relativ typischen Phasen.

- **Erstes Stadium: Dieses ist gekennzeichnet durch einen übertriebenen Einsatz:**

Am Anfang kommt es dem Betroffenen eventuell gar nicht so vor, als ob er erschöpft wäre oder ausbrennen würde. Man ist womöglich noch voller Einsatz und Begeisterung sowohl im privaten, als auch im beruflichen Umfeld. Das Problem beginnt aber nun schon hier, denn dieser Einsatz kostet vermutlich dann schon mehr Energie, als man eigentlich hat und die sich selbst gesteckten Ziele sind in dieser Phase bereits viel zu hoch. Es kann zwar sein, dass man eventuell spürt, dass man überfordert ist, aber man will es noch nicht wahrhaben – zu sehr steckt man noch im „Hamsterrad".

- **Zweites Stadium: Dieses ist geprägt durch einen Stillstand:**

Nun ist die Energie aufgebraucht, man fühlt sich gereizt, manchmal auch aggressiv, müde und erschöpft. Dies bleibt selten ohne Folgen: Kopfschmerzen können ebenso auftreten, wie eine erhöhte Infektanfälligkeit oder Magen-Darm-Probleme. Als Betroffener merkt man jetzt auch, dass man der jeweiligen Situation nicht mehr gewachsen ist. Eine harte Erkenntnis. Hier sind die Folgen dann Frustration, Wut, Verzweiflung. Auch Ängste kommen hoch. Da dies meist noch gepaart mit Schuldgefühlen auftritt, endet man in einer Spirale aus Vorwürfen, Missverständnissen, Streit und einer insgesamt negativen Haltung und entwickelt so eine generelle Unzufriedenheit. Nun werden die körperlichen Beschwerden stärker und manifestieren sich womöglich in Migräne oder Rückenschmerzen. Dieser Gesamtkontext belastet nicht nur den Körper, sondern auch die Seele – man fühlt sich eventuell nicht mehr kompetent genug oder auch verraten/betrogen.

- **Drittes Stadium:** gekennzeichnet durch Leere und Erschöpfung:

Nun kommt man in der bedrohlichen Phase an und empfindet sehr stark ein schlimmes Ausgebranntsein, starke Erschöpfung und oft auch eine Hilflosigkeit / Ohnmacht. Dies wird begleitet durch ein Gefühl der inneren Leere, was meistens dahinführt, dass Betroffene das enorm starke Bedürfnis haben sich zurückzuziehen. Eine gewisse Gleichgültigkeit der Arbeit und dem Privaten gegenüber entsteht und Vieles erscheint sinnlos - das ist das absolut grässliche Gefühl der innerlich vollkommenen Erschöpfung.

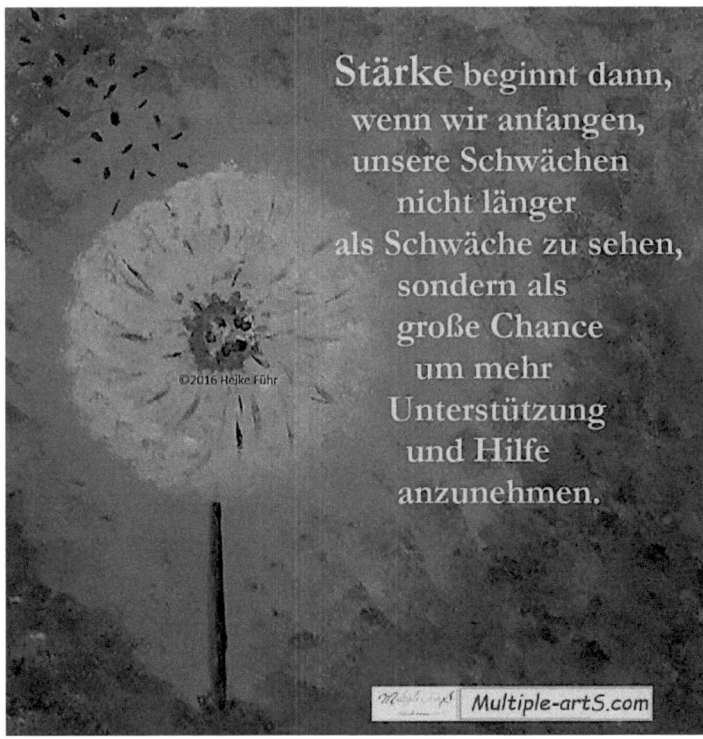

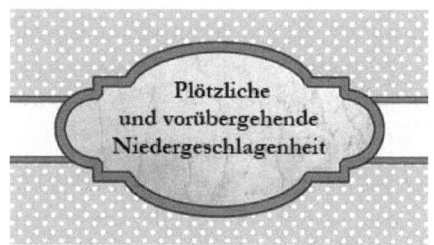

Plötzliche und vorübergehende Niedergeschlagenheit

Fast jeder kennt es: Traurigkeit und Niedergeschlagenheit. Dies sind Emotionen, die einfach zum menschlichen Dasein dazugehören. Trotzdem treffen sie uns manchmal mit Wucht und vor allem scheinbar grundlos.

Abends geht man eventuell noch völlig zufrieden, glücklich und mit sich und der Welt im Einklang ins Bett, schläft sogar mal gut und wacht auf – und es ist *anders*: Eine Traurigkeit und Niedergeschlagenheit sind da und sie erschlagen uns – mit ihrer Plötzlichkeit, mit dieser Unkalkulierbarkeit.

Bei mir ist das tatsächlich manchmal genauso. Oft hilft mir dann meine Gassi-Runde, das Erzählen mit anderen Hundehaltern und überhaupt hilft mir mein süßer Hund ganz oft, meine gute Laune wiederzufinden und die Niedergeschlagenheit abschütteln zu können.

Manchmal aber komme ich nach Hause und es hat sich gar verschlimmert – ich bin extrem müde, abgespannt und einfach nur niedergeschlagen.... Und weiß nicht warum.

Eine leise Ahnung beschleicht mich, wie es chronisch Depressiven gehen muss … vor allem mit dem Wissen, dass sie so schnell aus diesem Loch nicht mehr hinauskommen. Ich weiß immerhin aus Erfahrung, dass ich bis jetzt aus dieser plötzlich auftauchenden Traurigkeit immer wieder herausgekommen bin. Was ein Glück! Ein Geschenk, denn dieses Wissen verleiht mir Mut, Zuversicht und auch die Kraft, mich wieder herauszuholen.

„Heute" weiß ich beispielsweise, dass nachmittags meine Kinder zum Essen kommen, samt Enkelchen und ich spätestens dann diese Traurigkeit abstreifen kann, dass ich im Oma-Glück herauskomme aus diesem Loch.

Allein der Gedanke daran stimmt mich schon fröhlicher – und das ist der große Unterschied zu einem chronisch Depressiven, der sich in der Regel nicht selbst herausholen kann und dem auch die Vorfreude weder wirklich aufkommen noch helfen wird.

Während ich dies schreibe - mitten in der Traurigkeit - spüre ich, wie ich dankbar werde und mich tatsächlich zu freuen beginne. Das ist wirklich ein Geschenk.

DAS wünsche ich all meinen Lesern, denn dann wissen wir auch, dass es wirklich nur eine plötzliche Niedergeschlagenheit ist und war.

Hier noch ein paar zusammengestellte Recherchen zu diesem Thema:

Traurigkeit und Niedergeschlagenheit sind meist nur dann bedenklich, wenn

- sie ohne ersichtlichen Grund einsetzen
- sie ungewöhnlich lange anhalten
- sich der Betroffene dadurch beeinträchtigt fühlt.

Eine jeweilige Behandlung richtet sich dabei dann jeweils individuell nach der Ursache.

Man muss sich einfach klarmachen, dass kurzfristige Phasen der Traurigkeit und Niedergeschlagenheit einfach ein Teil des ganz normalen Lebens sind. Sie gehören dazu - zu einem Auf und Ab - und sie sind an sich nicht als krankhaft zu bewerten. Weder wenn sie scheinbar grundlos auftreten, noch wenn ein konkreter Auslöser wie ein schwerer Verlust, ein entmutigendes oder deprimierendes, enttäuschendes oder erniedrigendes Ereignis vorhanden ist.

Wenn allerdings eine Niedergeschlagenheit übermäßig lange andauert (also nicht eine Phase, ein Moment ist), kann dies ein Zeichen sein, dass eine Depression ausgelöst wurde. Manchmal ist dann einfach alles zu viel und das Maß des Erträglichen überschritten.

Aber: eine übermäßige Traurigkeit kann auch viele andere Ursachen haben. Man weiß, dass im Gegensatz zu einer kurz auftretenden Traurigkeit, das Gefühl der Niedergeschlagenheit bei einer Depression viel intensiver und länger andauernd ist.

Ursachen von Traurigkeit:

In den meisten Fällen ist Traurigkeit eine normale Reaktion auf eine seelische und außergewöhnliche Belastung und/oder

*   eine nicht erkannte bestehende Depression
*   Nebenwirkungen von Medikamenten
*   hormonelle Schwankungen
*   körperliche Erkrankungen, z.B. Multiple Sklerose
*   Verluste (Tod, Trennungen)
*   Mobbing
*   seelische Belastungen aller Art
*   Überanstrengung

Depressionen als Ursache für Niedergeschlagenheit

Eine ernsthafte Depression ist allerdings deutlich mehr als eine vorübergehende Traurigkeit. Erste Symptome sind eine gedrückte Stimmung, Interessenverlust und Freudlosigkeit sowie eine Antriebs- und Motivationslosigkeit und vor allem eine rasche Ermüdbarkeit und große Müdigkeit. Dies alles kann einhergehen mit Schlaflosigkeit, Appetitverlust- oder Steigerung, sowie mit Konzentrationsstörungen und Freudlosigkeit.

Hormonelle Schwankungen und Niedergeschlagenheit

Hormonelle Schwankungen können zu vorübergehender Traurigkeit führen – zum Beispiel in und vor allem nach einer Schwangerschaft und in den Wechseljahren.

Körperliche Erkrankungen und Medikamente

Krankheiten wie MS, Diabetes, Schilddrüsenerkrankungen, Herz-Kreislauf-Erkrankungen und noch viele mehr können ebenfalls Stimmungsschwankungen und Depressionen auslösen. Und nicht selten sind auch bestimmte Medikamente der Grund für plötzliche Traurigkeit. Dies gilt es also auch immer abzuklären.

Diagnose

Natürlich macht nicht gleich jede Phase von Traurigkeit einen Arztbesuch notwendig. Wenn man tatsächlich über längere Zeit hinweg niedergeschlagen ist und sich nicht alleine aus diesem Loch herausholen kann, oder das Gefühl nicht alleine in den Griff bekommt, dann sollte man einen Arzt aufsuchen und sich Hilfe einholen.

Die Erst-Anamnese wird dann klären, welche Medikamente man nimmt, seit wann der Zustand besteht, ob es einen konkreten Auslöser gab oder ob der Patient weitere körperliche oder psychische Veränderungen bemerkt hat.

Körperliche Untersuchengen sind Blutabnahme und ein allgemeiner körperlicher Check.

Je nach Diagnose wird der Arzt dann behandeln oder auch zu einem Psychologen überweisen.

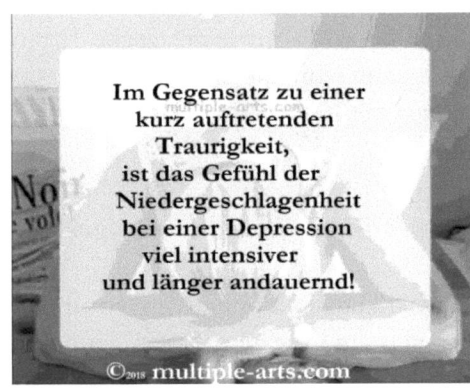

Im Gegensatz zu einer kurz auftretenden Traurigkeit, ist das Gefühl der Niedergeschlagenheit bei einer Depression viel intensiver und länger andauernd!

©2018 multiple-arts.com

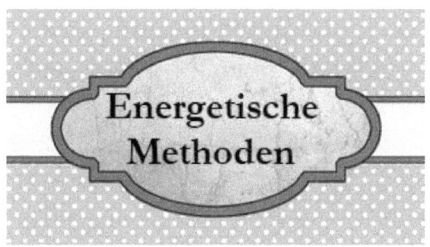

Energetische Emotionen und der Umgang damit

Eine andere Form der Herangehensweise, die sicherlich nicht jedem liegt, aber die bereits große Erfolge verzeichnen konnte, ist Folgende:

Je nach Sicht der Dinge kann es sich bei einer emotionalen Erschöpfung auch um negative Energie handeln, die nach einem entsprechenden Ereignis noch im Energiekörper feststeckt. Dies kann auch noch Jahre nach dem auslösenden Ereignis so sein. Wie oft geht es uns tatsächlich so, dass wir an ein negatives Ereignis denken und dies immer noch viele negative Emotionen in uns hervorbringt - wie beispielsweise Trauer, Verzweiflung, Traurigkeit, Wut und Ohnmachtsgefühle.

Somit könnte man sagen, dass jede Emotion „Energie in Bewegung" ist.

Wenn man diese negative Energie nicht freilässt, dann verstopft sie das System und beschert uns einen MANGEL an Energie.

Und wenn man nun bedenkt, wie viel Energie dann unser Körper braucht, um diese Emotionen ständig in uns zu halten, dann ist es kein Wunder, dass ungelöste negative Emotionen und Traumata stark zu einer abnormen Ermüdung beitragen oder führen können.

Natürlich sind körperliche Probleme wie chronische Krankheiten und/oder Infektionen, die unser Körper bekämpfen muss, sehr real und spürbar. Dieser Widerstreit erfordert natürlich auch enorm viel Energie. Das Immunsystem wird empfindlich gestört und überbeansprucht und kann somit seine Aufgabe nicht mehr richtig erfüllen.

Ein solcher Körper ist natürlich von dem inneren Stress des ungelösten Traumas geschwächt und das Immunsystem hat einfach nicht mehr genug Energie um die Erkrankung in Schach zu halten.

Deshalb ist es im Sinne des ganzheitlichen Ansatzes wichtig, den Fokus darauf zu legen, den Körper stärker zu machen. (Beispielsweise durch Meditation, gesundes Essen, durch Sport, genügend Schlaf usw.).

Wenn der Körper gestärkt ist, hat er mehr Energie und Kraft genau diese negativen Emotionen loszulassen, die das Immunsystem geschwächt haben.

Dafür gibt es auch spezielle Therapeuten/Heilpraktiker.

Die Kraft der Gedanken

„Ob Du denkst, Du kannst es, oder Du kannst es nicht: Du wirst auf jeden Fall recht behalten." -Henry Ford-

Des Weiteren weiß man: wenn wir einen Gedanken (bewusst oder unbewusst) denken, dann werden Chemikalien in unserem Körper produziert, die einer Emotion entsprechen.

✓ **Das heißt: was wir denken bestimmt wie man sich fühlt.**

Die meiste Zeit ist unser Denken so automatisch und so unbewusst, dass wir oft nicht wissen, warum wir uns schlecht fühlen, da wir nicht erkennen, dass unsere negativen Gedanken die negativen Emotionen hervorgebracht haben.

Wenn es also zu einer abnormen Ermüdung kommt, gibt es oft ein Muster des negativen Denkens, das ganz stark zu den niedrigen Energien führt und beiträgt. Dies wird als mentaler Widerstand bezeichnet.
(Quelle: https://drkatharina.com/the-emotional-and-mental-causes-for-chronic-fatigue/)

> **"Das Glück Deines Lebens hängt von der**
> **Beschaffenheit Deiner Gedanken ab."**
> **-Mark Aurel-**

Ich möchte hier nicht als „Guru" erscheinen, sondern einfach mal Möglichkeiten aufzeigen, die einem Heilungsprozess nur förderlich sein können. Niemand muss sich verbiegen und es muss sich auch nicht jeder darin wiederfinden. Für mich ist nur auf Grund meiner eigenen jahrelangen Erfahrung als chronisch Kranke klar geworden, dass es mir besser geht, wenn es mir seelisch gut geht und dass sich das in emotionalen Belastungssituationen auch ganz schnell wieder ändert. Für diese Schlussfolgerung muss man nicht spirituell sein – das ist einfach ein erwiesener Fakt.

Wenn man es nun noch schafft, sich mehr auf das positive Denken zu konzentrieren, beziehungsweise diese Denkweise mal anschaut und eventuell übernimmt, dann wird man bald die Erfahrung machen, dass tatsächlich etwas „dran" ist!

✓ **Denn hinter unseren Gedanken steckt eine enorme Kraft.**

Und es steht in der Verantwortung eines jeden Menschen, diese Macht sinnvoll zu nutzen und einzusetzen.

> *„Wohin die Gedanken gehen, folgt auch der Mensch."*
> *-Joyce Meyer-*

Wenn man sich über lange Zeit einredet, man wäre zu dick oder hässlich, formen diese Gedanken ein Gedankengut, das uns dann tatsächlich zu dem macht, was wir über uns denken. Im Grunde hat das Leben eigentlich nur die Aufgabe uns das zu spiegeln was wir im Innersten glauben. Würden wir unsere Gedanken dahin gehend verändern, dass wir uns gefallen, dass wir uns zugestehen, uns über unsere Stärken und Talente zu freuen, dann würden wir uns nämlich auch zugestehen, dass uns Glück widerfahren darf, dass wir ein Anrecht auf ein zufriedenes Leben haben.

Das heißt allerdings nicht, dass so ein Wandel von heute auf morgen erfolgt, aber langfristig hilft es uns, um glücklicher, zufriedener und vor allem zuversichtlicher zu leben.

Ich gehe auch nicht so weit, dass ich glaube, dass wir Kraft unserer Gedanken tatsächlich eine Krankheit heilen können, obwohl es dazu unzählige positive Berichte gibt. Ich glaube aber für mich ganz fest, dass ich auf Grund meines positiven Denkens deutlich besser mit den Beeinträchtigungen und Einschränkungen meiner Erkrankung zurechtkomme und meinem Körper somit auch deutlich weniger Angriffsfläche biete, als wenn ich ein Negativ-Denker wäre. Mein Geist und mein Körper sind offener und freier, wenn ich positiv denke - dadurch habe ich logischer Weise weniger Verkrampfungen, bin weniger infektanfällig und so weiter. Mein Körper hat so also mehr Ruhe sich zu gesunden und ist deutlich mehr im Gleichgewicht. Allein das macht ja schon viel aus. Deshalb ist das Umkehren der Gedanken ins Positive ein wichtiger Anfang und ein starker autonomer Prozess!

Wenn man auf Grund der veränderten Gedankenlage dann auch positive Erlebnisse hat – und sei es „nur", dass uns heute mehr Menschen beim Einkaufen zulächeln – dann sind wir beim nächsten Schritt: dem effizienten Einprägen dieser Gedanken, der uns dann als Bestätigung Sicherheit vermittelt. Denn wenn wir lernen, dass uns positives Denken tatsächlich positiv beeinflusst und unser Leben dadurch leichter wird, dann werden diese neuen Glaubenssätze in unser Unterbewusstsein transportiert. Dort können sie dann ihre tatsächlichen Kräfte entfalten und sich vor allem manifestieren.

Dies zieht natürlich Vieles nach sich: wir werden automatisch mehr von positiven Menschen angezogen und spüren schneller, wenn jemand durch und durch negativ ist. Vermutlich finden dann auch klare Trennungen statt, denn als positiv denkender Mensch möchte man sich nicht mehr herunterziehen lassen. Wir werden lernen, aus jeder Situation das Beste zu machen und aus ihr für uns auch Vorteile ziehen zu können. (Das hat nichts mit Egoismus zu tun, sondern es geht um eine andere Ebene). Unser Leben werden wir so gestalten, wie wir auch denken. Und wichtig ist dabei zu wissen, dass sich das positive Denken im Unterbewusstsein verankert – denn es ist im Endeffekt nicht nur das bewusste Denken, sondern es ist unser Unterbewusstsein, das für die KRAFT unserer Gedanken verantwortlich ist. Aber nur über das Bewusstwerden unseres Selbst können wir uns unser Unterbewusstsein immer mehr bewusst machen! Und nur so schaffen wir es, im Einklang mit uns selbst und unserem Leben zu verweilen. Denn unser Unterbewusstsein steuert dann diese wundervolle Kraft, damit wir unser Dasein bewusst und positiv gestimmt leben können.

Ein schönes Beispiel ist das leider etwas abgedroschene Bild des „halb vollen oder halb leeren Glases"!

Es geht hier nicht um den damit oft verbundenen Optimismus/Pessimismus, sondern darum, dass es UNSERE EIGENE ENTSCHEIDUNG ist, wie wir das halb gefüllte Wasserglas betrachten: als halb voll, oder als halb leer.

✓ **Die Entscheidung, die wir treffen, ist UNSER eigener Gedanke.**

Diese Gedanken verinnerlichen wir, sie gelten als Gedankenmuster - was sich im Unterbewusstsein manifestiert. Dieses Beispiel ist sehr gut übertragbar auf unser Leben. Ist unser Leben halb voll, oder halb leer?

Meine klare Entscheidung, meine Gedanken dazu sind: mein Leben ist VOLL! Ich bin glücklich und dankbar.

Das ist übrigens der nächste Schritt: **Dankbarkeit**. Wenn wir uns bewusst machen, was uns in unserem Leben mit Schönem und mit Dankbarkeit erfüllt, legen wir den Fokus direkt auf das Positive in unserem Dasein.

Natürlich gibt es auch Negatives. Das Leben lebt im „Ying und Yang" – im Schatten und Licht. Das ist das normale Leben. Was wir aber daraus machen, das liegt bei uns. Und zwar nur bei uns selbst.

Behinderungen, Krankheiten und Beeinträchtigungen aller Art sind nicht schön und oft auch nicht schön zu reden. Ebenso wenig, wie viel zu frühe Trauerfälle und andere unschöne Ereignisse in unserem Leben. Und doch: wenn wir es annehmen (etwas anderes bleibt uns „eigentlich" sowieso nicht übrig), dann werden wir ruhiger und gelassener leben können. Wenn wir lernen, unsere Gedanken auf das Schöne, das Positive zu fokussieren, dann kommen wir auch schneller aus tiefen Tälern heraus und finden somit auch schneller wieder Freude. Deshalb finde ich diese Gedanken, sich seiner KRAFT der eigenen GEDANKEN bewusst zu sein, eine gute Lösung.

Mentaler Widerstand

Mentaler Widerstand bedeutet, dass man entgegengesetzt der Art und Weise, wie man die Dinge betrachtet, (beziehungsweise wie sie sind), denkt.

Es gibt viele Beispiele: man glaubt seinen eigenen Erwartungen nicht gerecht werden zu können; man mag den eigenen Körper nicht; man wurde enttäuscht und wünscht sich, dass Dinge anders ausgehen, oder ganz praktisch: man hasst die Tatsache, dass man einfach immer und ewig so erschöpft ist.

Dieser innere Widerstand gegen eine Situation, eine Person oder sogar gegen einen selbst erzeugt einen riesigen inneren Konflikt, der enorme Mengen an Energie verbraucht. Widerstand wird von uns oft sehr körperlich empfunden. Spannungsgefühle, Kopfschmerzen oder „Watte im Kopf", schwere Beine und so weiter.

Deshalb ist es ist wichtig, dass wir tief bei uns selbst verweilen und bleiben, sowie versuchen zu verstehen, dass der Druck, den wir fühlen, nur in unserem Geist entsteht.

Das bedeutet: wenn man an etwas POSITIVES denkt, löst sich der innere Druck sofort und lässt uns wieder freier atmen, da der Körper ja prinzipiell unseren Gedanken zuhört. Körper und Geist sind nicht getrennt, sondern eine Ganzheit.

Das Problem ist, dass wir uns oft unserer (negativen) Gedanken gar nicht bewusst sind. Dementsprechend kann eine Dauer-Spannung in uns entstehen. Das häufige „NEIN", das wir vermutlich öfters als uns bewusst ist in Gedanken formulieren (zu einer Situation, Person oder sogar zum Leben), blockiert uns. Deshalb ist es eine gute Übung, vermehrt JA zum Leben zu sagen. (Das hat aber nichts mit der sinnvollen Abgrenzung zu tun).

Der erste Schritt hierfür liegt immer in der Erkenntnis, dass das, was ist, nur die Bedeutung hat, die wir dieser Situation oder dieser Sache verleihen.

Das bedeutet: nichts hat eine Bedeutung an sich. Wir geben allem seine Bedeutung.

Im Grunde müssen wir dann akzeptieren lernen, dass jegliche Bedeutung von uns erschaffen wurde – nur dann können wir uns unserer Macht und unserer Verantwortung bewusstwerden. (angelehnt an Link 1)

JA zum Leben

- ✓ **Ja zum Leben zu sagen bedeutet, Lebensumstände, wie auch chronische Erkrankungen anzunehmen, sie zu akzeptieren und nicht gegen sie anzukämpfen.**

Denn das würde unnötige Energie kosten.

Die Spannung kann sich nur abbauen, wenn wir ihr Raum zum Abfließen geben und wenn wir den Energien dafür wieder Raum zum Entfalten geben.

Man kann das selbst ausprobieren, indem man an eine sehr schlimme oder traurige Situation denkt. Meist zieht sich der „Magen zusammen", man bekommt einen Kloß in den Hals oder schlechter Luft. Das sind die psychosomatischen Symptome, die wir ja auch von der „Angst" kennen. Das heißt, bei diesen negativen Gedanken baut sich wieder Druck auf und die Spannung steigt an.

Denken wir hingegen an etwas Schönes, dann öffnet sich unser Geist und lässt die Energien, die durch das positive Denken entstehen, wieder fließen. Im besten Fall füllen sie uns dann aus und wir kommen wieder zu Kräften.

Dieses Ja bedeutet allerdings nicht (und ist auch nicht mit dem „ewigen Ja-Sagen" zu verwechseln), dass man nicht aufgeben oder sich nicht abgrenzen dürfe. Abgrenzung gehört zu einem guten sozialen Leben dazu. Aber ein „NEIN zum Leben" kann unseren Körper und Geist negativ beeinflussen. Hingegen kann ein JA zum Leben uns neue Energien und auch neue Chancen und Möglichkeiten verschaffen.

Ein JA bedeutet, dass man auch gewillt ist, die notwendigen Schritte zu unternehmen um die Situation zu verbessern. Und es muss nicht bedeuten, dass man die Situation plötzlich mag. Es bedeutet einfach, dass man seinen Widerstand auf eine sinnvolle und effiziente Art und Weise reduziert, wie sie dem gegenwärtigen Moment angemessen ist. Ohne extremen Kraftaufwand, ohne inneren Widerstand, aber mit positiven und ZUVERSICHTLICHEN Gedanken. Das befreit und fördert auch viel mehr Energie um den Alltag bewältigen zu können.

Ich werde ja oft gefragt, wie es mir trotz MS gelingt so optimistisch zu sein. Manchmal wusste ich keine Antwort oder habe entgegnet, dass mir mein Optimismus scheinbar angeboren ist.

Aber bei meinen Recherchen bin ich auf so viele tolle Berichte gestoßen, die zeigen, dass sich **positives Denken** auszahlt und ich glaube deshalb, dass ich fast automatisch in diese Richtung gegangen bin - das heißt, dass ich diesen Weg gewählt habe.

Mir ist in einem guten Gespräch mit einer Freundin neulich auch aufgefallen, dass ich scheinbar (meistens) aus jeder Situation das Beste zu machen verstehe oder versuche. Das ist sicherlich auch ein Geheimnis für das positive Denken. Ich halte mich nicht sehr lange mit traurigen Gedanken auf. Ich lasse sie zu, ich analysiere sie vertiefend um sie zu begreifen und manchmal ergebe ich mich ihnen auch. Aber dann stehe ich auf. „Krönchen richten und weiter geht`s!"

Ich fokussiere meinen Blick dann immer ganz besonders auf das Schöne und GUTE in meinem Leben – meinen Mann, meinen Seelenhund, meine Kinder/Schwiegerkinder und Enkel und besonders, wenn ich an die Augen, an das so fröhliche Lächeln meiner Enkelkinder denke – dann ziehe ich daraus die Kraft, die ich brauche, um wieder „aufzustehen"! Ich lenke meine Gedanken nun auf das nächste Zusammensein mit ihnen und auf die aufrichtige kindliche Freude, die reine kleine Seele. Das holt mich beispielsweise wirklich aus der negativen Gedankenspirale heraus.

So kann ich den inneren Widerstand verscheuchen, meinen Körper „lüften" und wieder in den „Fluss" bringen, das heißt frei machen für die positiven Energien.

Das gelingt natürlich nicht immer, aber auch hier gilt: der Weg ist das Ziel! Und der erste Schritt ist getan.

Überlegen Sie einfach mal, was in IHREM Leben so besonders ist und richten Sie den Fokus darauf. Vielleicht kann es Ihnen dann auch aus Krisen heraushelfen und über die tiefen Täler „tragen"! Ein Versuch ist es wert.

(Hinweise von Link: 3-3)

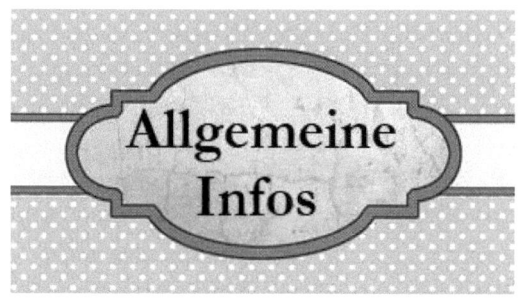

Müdigkeit, Kohlenhydrate und die Leber

Die überlastete Leber als Ursache des chronischen Müdigkeits-Syndroms (CFS und Burnout-Syndrom)

„Müdigkeit ist der Schmerz der Leber", sagt der Volksmund. Und das zu Recht!

Als ich das erste Mal bei meiner Osteopathin war, sagte sie mir, sie möchte von mir erst einmal nichts hören, sondern sich ihr eigenes Bild machen und sagte mir sehr schnell auf den Kopf zu, dass ich unter extremer Erschöpfung leide und daran sei meine Leber schuld. Bei einer eingehenden Untersuchung bestätigte sie dies und auch meine Laborbefunde waren eindeutig.

Im ersten Moment war das fremd für mich: was sollte meine Leber mit meiner Müdigkeit zu tun haben?

Aber ich informierte mich, machte 6 Wochen lang eine sogenannte „Leber-Diät" und verspürte allein dadurch schon etwas Besserung. Dann stieß ich auf mein geliebtes Wundermittel CBD (Cannabidiol – am Ende des Buches mehr dazu) und meine Fatigue wurde schlagartig besser und im Laufe der Zeit sogar nochmals zunehmend besser. Als ich meiner Osteopathin vom CBD berichtete, war sie begeistert und erklärte mir, dass CBD ein „Lebermittel" sei, die Leber entgifte und so auch der Müdigkeit entgegenwirken würde.

Da dies bei mir wirklich so unglaublich gut geholfen hat, möchte ich dem Thema „Leber" hier deshalb auch ein Kapitel widmen.

Schwere Müdigkeit und Erschöpfung sollten immer als Zeichen von Erschöpfung und als wichtiges körperliches Signal verstanden werden, um innezuhalten.

Auch bei mir ist es so, dass mich meine Fatigue dazu zwingt, meinem Körper die nötige Ruhe zu verschaffen und zu gönnen. Allerdings bremst sie mich auch sehr oft heftig aus – das ist die Kehrseite. Aber seit ich CBD zu mir nehme, das ohne THC ist, also weder high noch abhängig macht und auch vollkommen legal zu erwerben ist, geht es mir unglaublich viel besser!

Klar ist für Jedermann, dass eine abnorme Müdigkeit und Erschöpfung auch mit bekannten Begleitsymptomen wie Kopfschmerzen oder Konzentrationsschwächen einhergehen und dass diese Symptome trotz ausreichenden Schlafes eine deutliche Einschränkung der Lebensqualität darstellen.

Noch vor einiger Zeit waren sich die Gelehrten uneinig, ob das CFS eher als eine psychische oder als eine körperliche Erkrankung gelten solle. Mittlerweile ist klar, dass es sich keinesfalls um eine psychische, sondern definitiv um eine körperliche Erkrankung handelt.

Die Leber ist unser größtes und wichtiges Stoffwechselorgan beim Abbau körpereigener und körperfremder Stoffe. Nährstoffe aus dem Essen gelangen über den Darm zunächst in die Leber, werden dort zwischengespeichert und kontrolliert an das Blut abgegeben. Außerdem produziert die Leber die Gallenflüssigkeit, die zur Fettverdauung nötig ist, sowie lebenswichtige Hormone und Eiweißstoffe. Sie gilt auch als die größte Drüse des Körpers. Das heißt, sie sorgt für eine geregelte Verdauung und baut außerdem Giftstoffe aller Art ab. Störungen dieses Organs können sehr viele Ursachen haben. Aber nicht nur die bekannten Leber-Stressoren wie zu viel Alkohol, Medikamente oder Koffein überfordern das Organ mit der Zeit. Wenn eine fettreiche Ernährung noch hinzukommt, wird es noch schwieriger. Für den Abbau all dieser Schadstoffe benötigt die Leber Sauerstoff, der dann aber dem Fettstoffwechsel fehlt. Fatal: es kommt zu einer Einlagerung von Fett in die Leberzellen, das heißt, es kann eine Fettleber entstehen.

Die Leber ist unsere wichtigste Entgiftungszentrale und bewältigt und sorgt mit Hilfe von Enzymen, (die nur hier ausreichend vorkommen), den stetigen Umbau und die Ausscheidung toxischer Abfallprodukte über Galle und Nieren. Denn gerade auch durch die tägliche Auseinandersetzung mit diesen Umweltgiften (oder Drogen, Medikamenten und Schwermetallen) ist unsere Leber schnell überlastet und dies kann zu einer eingeschränkten Leberfunktion und Leberstauung führen. Diese zeigt sich dann in den uns bekannten Symptomen wie Müdigkeit, rasche Erschöpfung, Antriebslosigkeit, Schlafmangel und Leistungsminderung.

✓ **In der Naturheilkunde gilt Müdigkeit heute noch als „Schmerz der Leber"!**

Man weiß, dass es zu einem steilen Anstieg des Blutzuckerspiegels kommt, wenn man viele Kohlenhydrate zu sich nimmt. Zwar führen Kohlenhydrate zu schneller und kurzfristiger Energie, allerdings führen sie aber auch zu einer stark ansteigenden Insulinausschüttung unter hoher Belastung der Bauchspeicheldrüse. Dadurch sinkt der Blutzuckerspiegel stark ab, da es sich ja um kurzfristig verfügbare Energie handelt. Und dann entsteht dieser schreckliche „Kreislauf" mit Heißhungerattacken, weil der rasche Energieabfall wichtige Organe (hauptsächlich das Gehirn) zu schwächen droht. Das heißt, man reizt den Körper sehr damit und überanstrengt ihn auf Dauer womöglich, da man ständig zwischen Zuständen der Überversorgung/ Überzuckerung und Unterzuckerung schwankt.

Bei der Überversorgung muss das Insulin regulieren. Die Unterzuckerung äußert sich oft in Form von Müdigkeit, Kopfschmerz, Zittern, Unkonzentriertheit und allgemeiner Schwäche.

Die Leber verstoffwechselt die überschüssige Energie und soll sie theoretisch dann wohldosiert an den Körper abgeben. Wenn nun aber ein ständiges Hin-und-Her und ein Auf-und-Ab stattfindet, findet eine starke Belastung der Organe wie Bauchspeicheldrüse und Leber statt. In Folge dessen kann es zu Funktionsstörungen kommen.

Man kann sich das – so wie ich ja immer von einer Energie-Entladung meiner Fatigue-Batterie spreche – auch hier so vorstellen: Das ständige unkontrollierte Auf- und Entladen kann nur langfristig funktionieren, wenn es nicht zu ständigen „Spitzen" zwischen „Speichern" und „Abgeben" kommt.

✓ **Die so hervorgerufene Leberschwächung ist ein Einstieg in das Burnout-Syndrom.**

(angelehnt an https://nwzg.de/ueberlastete-leber-chronisches-muedigkeits-syndrom/)

Zucker ist ein **nicht gutes** Kohlenhydrat und tut der Leber absolut nicht gut. Denn auch Zucker muss von der Leber verstoffwechselt und an den Organismus abgegeben werden. Wenn innerhalb kürzester Zeit zu viel Zucker ins Blut gerät, steigt direkt der Insulinspiegel an (Insulin sorgt dafür, dass der Zucker in die Zellen transportiert wird). Das bedeutet, dass der Blutzuckerspiegel wieder sehr schnell sinkt. Ein Hin und Her, das wie oben beschrieben für die Leber Stress bedeutet.

Ich ernähre mich seit 2015 vorwiegend kohlenhydratarm nach dem Ernährungsprinzip „Low Carb"! Ab und zu erleide ich „Rückfälle", aber meistens nur kurz, da ich dann sofort eine Verschlechterung meines Allgemeinzustandes verspüre.

Übrigens sind auch (neben der Müdigkeit, Abgeschlagenheit, Antriebslosigkeit) ganz typische Symptome für eine geschwächte Leber die sogenannten dyspeptischen Beschwerden: das sind ein Blähbauch, Völlegefühl, Druckschmerzen im rechten Oberbauch sowie Magen-Darm-Krämpfe. Ebenfalls können sogar Hautausschläge und Juckreiz auftreten.
Durch eine Blutuntersuchung kann man feststellen, ob die Leberwerte erhöht sind. Außerdem wird der Arzt den ganzen Bauch abtasten und gegebenenfalls per Ultraschall untersuchen.

Noch dazu kommt, dass Leberschäden oft unterschätzt werden, denn: **die Leber besitzt keine Schmerzrezeptoren und schmerzt nicht, wenn sie geschädigt ist!**
Allerdings befinden sich in der Umgebung der Leber Nervenfasern, die bei einer Schwellung der Leber sozusagen dann als Begleitsymptom schmerzen können. Dadurch entsteht dann eventuell eine Art „Druckschmerz" im rechten Oberbauch. Indessen ist dieser Schmerz aber auch recht unspezifisch und kann deswegen ebenso andere Ursachen haben.

Mir hilft das CBD mittlerweile so enorm gut, dass es wirklich schon auffallend und wundervoll ist. CBD entgiftet die Leber, nimmt Entzündungen und gleicht aus.

> ➢ Wir sind oft nur hellhörig, wenn uns unser Körper eindeutige Signale wie Schmerz oder andere heftige Alarmzeichen sendet. Bei Leberschäden ist meist erst im fortgeschrittenen Stadium einer Erkrankung mit klaren Symptomen zu rechnen. Deshalb ist es so wichtig, auf erste Warnzeichen und Hinweise zu achten.

Selbstwirksamkeit (SWE)
– Eine Fähigkeit, die wir benötigen, um positiver und glücklicher leben zu können

Da ich der Meinung bin, dass „Selbstwirksamkeit" ein wichtiger Grund-Baustein in unserem Leben ist, möchte ich hier auch darauf gesondert eingehen.

Was ist Selbstwirksamkeit?

Selbstwirksamkeit ist die eigene Überzeugung, schwierige Aufgaben oder Lebensprobleme aufgrund eigener Fähigkeiten bewältigen zu können. Das beinhaltet auch, dass man die Überzeugung hat und zuversichtlich ist, dass man das schaffen wird, was man sich vorgenommen hat.

Im besten Falle hat man als Kind diese Kompetenz erlernt und erworben, denn da sich diese Fähigkeit am Optimalsten auf Grund von erlebter Erfahrung ausbildet, ist es wichtig, dass die Eltern und Bezugspersonen das Kind in seinem Tun bestärken und dass der Schwierigkeitsgrad der Aufgaben individuell an die Entwicklung der Kinder angepasst wird. So kommt es idealerweise nicht zu einer Überforderung, aber auch nicht zu chronischer Unterforderung und das Kind kann an seinem Tun und den damit verbundenen positiven Emotionen wachsen und reifen und eine gute Selbstwirksamkeit entwickeln.

Ich möchte dieses Thema hier deshalb ansprechen, da es einen großen Anteil in uns selbst ausmacht. Menschen, die all dies nicht erlernt haben und/oder vorgelebt bekamen, können auch kein gutes Selbstvertrauen entwickeln, haben dann meistens auch keine gute „Beziehung" zu ihrem „Inneren Kind" und entwickeln nicht selten Depressionen.

Das Konzept der **Selbstwirksamkeitserwartung (SWE)** wurde von dem Psychologen Albert Bandura in den `70er Jahren entwickelt.

✓ **Selbstwirksamkeit bedeutet darauf zu vertrauen, eine Handlung erfolgreich ausführen zu können.**

Wenn also ein Mensch daran glaubt, selbst etwas bewirken und auch in schwierigen Situationen selbstständig handeln zu können, dann hat er eine gute und hohe SWE.

Beispielsweise wäre eine der SWE-Komponenten die Annahme einer Person, sie könne als Person gezielt Einfluss auf die Dinge und die Welt nehmen, anstatt äußere Umstände, andere Personen, Zufall, Glück und andere unkontrollierbare Faktoren als ursächlich anzusehen.

Manche Psychologen vertreten die Ansicht, dass Selbstwirksamkeit (Selbstwirksamkeits-Erwartung) ein natürliches Bedürfnis des Menschen ist. In der psychologischen Forschung wird zudem zwischen den generalisierten und den diversen handlungsspezifischen Selbstwirksamkeitserwartungen (z. B. mit dem Rauchen aufhören, vor einer Menschenmenge frei sprechen zu können etc.) unterschieden. (Stand 8/2018 - Angelehnt an https://de.wikipedia.org/wiki/Selbstwirksamkeitserwartung)

Man weiß auch, dass Personen mit einem starken Glauben an die eigene Kompetenz (also einer guten SWE) auch größere Ausdauer bei der Bewältigung von Aufgaben haben, da sie das Gelingen voraussetzen und somit auch nicht bei kleinen Widrigkeiten in Stress verfallen oder aufgeben. Außerdem haben solche Menschen eine niedrigere Anfälligkeit für Depressionen (und Angststörungen) und demnach mehr Erfolge in Ausbildung und Berufsleben. Allerdings ist die Kehrseite jene, dass diese

Menschen auch mit enormen Ansprüchen an sich selbst und an ihre Aufgaben herangehen, was wiederum nicht dauerhaft gut sein kann und Folgen haben könnte.

Immerhin stärken wiederholte Erfolge beim Bewältigen von nicht einfachen Situationen den Glauben an die eigenen Fähigkeiten und dies hält nachhaltig an und beschert viel Zuversicht und Motivation – vor allem auch Selbstvertrauen. Denn eins ist klar: wenn man weiß, dass man viele Situationen gut gemeistert hat, kann sich das Gehirn dies abspeichern und auch wieder hervorholen – das heißt, man traut sich auch in Zukunft das Beherrschen solcher Situationen zu.

Menschen mit einer hohen Selbstwirksamkeitserwartung zeigen auch trotz einzelner Rückschläge eine hohe Frustrationstoleranz und lassen sich nicht so schnell entmutigen.

Umgekehrt würden stetige Misserfolge dazu führen, dass solche Menschen dauerhaft an ihrer eigenen Kompetenz zweifeln und in Zukunft vergleichbare Situationen eher meiden würden.

Es geht also darum, dass ein gutes persönliches Einschätzen der eigenen Kompetenzen vorliegt und zwar allgemein und im Hinblick darauf, mit Schwierigkeiten und Barrieren im täglichen Leben zurechtzukommen.

Wie man sich in einer konkreten Situation fühlt, wie man sich motivieren und vor allem, wie man HANDELN kann – das entspringt aus der erworbenen Überzeugung, dass man sich seiner eigenen Fähigkeiten bewusst ist und „weiß", dass man sie sinnbringend und zielführend einbringen kann. Denn unser Gehirn wird dann umprogrammiert und kann mit Zuversicht nach vorne schauen.

Auch zahlreiche Studien haben gezeigt, dass Menschen, die an ihre eigene Kraft glauben, positiver, zielstrebiger und ausdauernder bei der Bewältigung von Aufgaben sind.

Im besten Falle, wenn man eine kontinuierliche Selbstwirksamkeit erlangt hat, stellt sie auf Dauer eine sehr wichtige Ressource dar, auf die man bei Bedarf sicher und zuverlässig zurückgreifen kann.

Das heißt, wenn Menschen schwierige Dinge zu bewältigen haben, müssen sie die an sie gestellten Anforderungen wahrnehmen und dann gegen ihre Kompetenzen abwägen können. Dann können sie sich für eine bestimmte Handlung und Bewältigungsreaktion entscheiden.

Das bedeutet also, dass die **Einstellung** gegenüber den eigenen Fähigkeiten und Möglichkeiten die eigenen Emotionen und Denkweisen beeinflusst.

Das wiederum bedeutet, wer keine Selbstwirksamkeit erlernen konnte, wird insgesamt unzufriedener sein, anfälliger für Depressionen und Angstzustände und wird in keiner guten Balance mit seinem „Inneren Kind" sein können, was natürlich Folgen haben kann. Das gesamte Handeln und auch der persönliche Erfolg werden durch eine gute und stabile Selbstwirksamkeit beeinflusst.

Natürlich hängt der Glaube daran, selbst etwas bewirken zu können, auch immer von der eigenen Persönlichkeit und von früheren Erfahrungen ab.

Die gute Nachricht aber ist:

✓ **Selbstwirksamkeit lässt sich auch später noch lernen!**

Wenn wir es also schaffen, dass wir ohne es zu bemerken unsere innere Frage, ob wir dies oder jenes „schaffen" selbstverständlich mit „Ja" beantworten, dann hat uns unsere erlernte Selbstwirksamkeit belohnt. Denn exakt von dieser „Überzeugung", die in unserem Kopf stattfindet, hängt es ab, ob wir bei all unserem Tun eher erfolgreich sind oder nicht. Das kann entscheidender sein, als unsere tatsächlichen Fähigkeiten!

Da dies natürlich eng mit dem Selbstvertrauen zusammenhängt, liegt es auf der Hand, dass man selbst wirklich davon überzeugt sein muss, in der Lage zu sein, mit seinen Verhaltensweisen und Entscheidungen etwas bewirken zu können. Selbstbewusstsein, „Inneres Kind", Depressionen und Erschöpfung liegen hier eng zusammen und sind miteinander gekoppelt.

Das Gegenteil von Selbstwirksamkeit würde bedeuten, dass das Gefühl da wäre, man würde keine Kontrolle haben und nur durch äußere Umstände, das Schicksal oder andere Menschen bestimmt und kontrolliert werden. Das wiederum zeigt an, dass diese Menschen meist keine oder nur eine geringe Handlungskompetenz besitzen und nie gelernt haben, was tatsächlich eigenes Handeln bewirken KANN!

Unsere täglichen scheinbar kleinen Entscheidungen hängen davon ab, wie wir Selbstwirksamkeit leben. Denn unser Handeln, unsere Ziele und die Entscheidung, ob wir überhaupt etwas tun (oder es von Anfang an bleiben lassen), entscheiden über unser Tun und haben somit einen sehr großen Einfluss auf unser Leben.

Denn: wer nicht an seine Fähigkeiten glaubt, wird weniger mutig sein, wird sich seltener an Neues heranwagen und wird vor allem schneller aufgeben oder gar nicht erst handeln. Das kann eine große innere Unzufriedenheit auslösen, bis hin zu Selbstzweifeln, Wut auf sich selbst und Versagensängsten und schon sind wir wieder mitten in der „Erschöpfung" und/oder Depression/ Burnout gefangen.

Das heißt:

✓ **Die Einstellung, mit der wir an eine Aufgabe herangehen, hat großen Einfluss auf das Ergebnis und auf unser Leben.**

Selbstwirksamkeit ist ein erlerntes Verhalten – das bedeutet, dass Erfahrungen, die wir gemacht haben, dafür verantwortlich sind, ob wir eine gute oder weniger gute Selbstwirksamkeit haben. Und deshalb können wir auch in späteren Jahren noch Selbstwirksamkeit erlernen und uns den Glauben an die eigenen Fähigkeiten antrainieren. Das geht natürlich nicht von heute auf morgen, aber wer die Bereitschaft dazu hat, an sich arbeiten möchte und sein Leben verändern und verbessern will, der geht bereits den ersten wichtigen Schritt. Gelebte Selbstwirksamkeit bedeutet auch bessere Selbstfürsorge.

- Wie in anderen Bereichen auch, ist es deshalb wichtig, sich seine positiven Erlebnisse und Erfahrungen immer wieder aufzusagen
- und zu vergegenwärtigen. Dies kann man auch schriftlich tun und sich beispielsweise jeden Abend vor dem Schlafengehen die positiven Momente des Tages bewusst heraufbeschwören um sie somit zu genießen. Denn mit jedem bewussten Schritt des noch so kleinen Erfolgserlebnisses schafft man es, sich Schritt für Schritt Selbstwirksamkeit aufzubauen und auch zu bewahren.
- Deshalb kann es auch von Vorteil sein, sich Vorbilder zu suchen, die die Selbstwirksamkeit bereits leben.
- Außerdem ist es wichtig, seine eigenen Emotionen wahrzunehmen und auch zu regulieren. Wenn wir nämlich unsere Reaktionen besser kontrollieren können, sind wir der Selbstwirksamkeit wirklich bereits entgegengekommen.
- Sich mit Freunden oder nahen Angehörigen zu besprechen und sich somit auch bestärken und Mut zusprechen zu lassen – das schadet sowieso nie und kann als großer Motivator dienen.

Aus diesem Grunde hat die Selbstwirksamkeit auch mit der „sich selbst erfüllenden Prophezeiung" zu tun, denn wenn wir denken, dass etwas nicht klappen wird, dann wird es vermutlich auch schief gehen, weil wir der Situation von vorneherein keine Chance geben. Sind wir uns aber sicher und sind überzeugt davon, dass wir „das schaffen", dann wird es auch klappen - alleine deshalb schon, weil wir motiviert sind und all unsere Kräfte und unser Wissen einsetzen und uns vor allem nicht entmutigen lassen.

Fazit:

> ✓ **Selbstwirksame Menschen erleben weniger Stress, sind gesünder, zufriedener, glücklicher, erfüllter und auch erfolgreicher.**

Was bedeutet „Reizüberflutung" bei MS?

Reizüberflutung ist nicht nur ein Wort, sondern ein Zustand.
Meine Form der MS, die noch gekoppelt ist mit Hochsensibilität (HSP), reagiert auf zu viele Reize sofort: mit Fatigue und Sehstörungen. Wenn es „ganz dicke" kommt, dann gerne auch mit allen bekannten und auch neuen MS-Symptomen.

Es war ein langer Weg bis mir klar wurde, dass ich nicht einfach nur empfindlich bin…. Mir nicht immer selbst die „Schuld" gegeben habe, wenn mich etwas überfordert hat (so nach dem Motto: "Stell Dich nicht so an!"). Nein, es ist ein Tatbestand, dass dies auch ein Symptom der MS ist, allerdings liest man darüber sehr wenig und ich musste mich auf amerikanische Studien verlassen.

„Reizüberflutung ist eine umgangssprachliche Metapher für einen angenommenen Zustand des Körpers, in dem dieser durch die Sinne so viele Reize gleichzeitig aufnimmt, dass sie nicht mehr verarbeitet werden können und beim Betroffenen zu einer psychischen Überforderung führen." (https://de.wikipedia.org/wiki/Reizüberflutung)
Diese Überforderung des (menschlichen) Organismus bzw. Nervensystems durch Sinneseindrücke betrifft die Sinne (Hören, Sehen, Riechen, Schmecken und Tasten) einzeln, in Kombination, für einen kurzen Zeitraum und auch langfristig.

MS-Betroffene reagieren dabei besonders stark. Anhaltende Reizüberflutung kann dauerhafte Konzentrationsschwierigkeiten bewirken. Es gibt wohl kaum einen Bereich des Körpers, der hierdurch keine Defizite erleiden würde. Die hierzu passenden Krankheitsbilder: Das Chronical Fatigue oder das Burnout-Syndrom (bei MS wäre das dann die FATIGUE) und Beschwerden, die direkt im Zusammenhang mit einer Reizüberflutung auftreten: Tinnitus oder Migräne etwa. Auslöser dieser Überforderungen sind meistens Hektik, Stress und die damit einhergehende Unfähigkeit abzuschalten. Zahlreiche psychosomatische Krankheiten werden auf ein Übermaß an äußerlichen Reizen zurückgeführt.

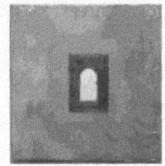

Beispiele für mögliche Auslöser sind:

- Gehör: Lärm, mehrere gleichzeitige akustische Quellen (z. B. Gerede inmitten Menschenmasse)

- Augen: Vielzahl von Farben, blinkende Lichter, schnelle Bewegungen

- Geruchs- und Geschmackssinn: Reizüberflutung kann auch bei einem bunt gemischten Essen auftreten, das die Geschmacksrichtungen süß, sauer, bitter, salzig zugleich enthält, so dass die Geschmacksrichtungen nicht mehr einzeln empfunden und zugeordnet werden können.

- erhöhte Außen-Temperatur (bei MS= „Uhthoff-Phänomen")

- Drogen aus der Gruppe der Psychedelika und Dissoziativa

Sicher ist, dass Reizüberflutung kurzfristig zu Stress, Hektik, aggressiven Reaktionen und schneller Erschöpfung führt.

Oft entlasten bereits Entspannungsübungen und Ruhe das übermäßig aktive Gehirn und reduzieren die Anfälle.

Trotzdem kommen bei Migräne die meisten Patienten nicht ohne Medikamente aus. Heilen können diese Mittel die Migräne allerdings nicht. Sie lindern lediglich die Symptome. Hilfreich sowohl für die Diagnose als auch die Therapie ist das Führen eines Kopfschmerztagebuches, das Zeitpunkt und Umstände des Anfalls dokumentiert.

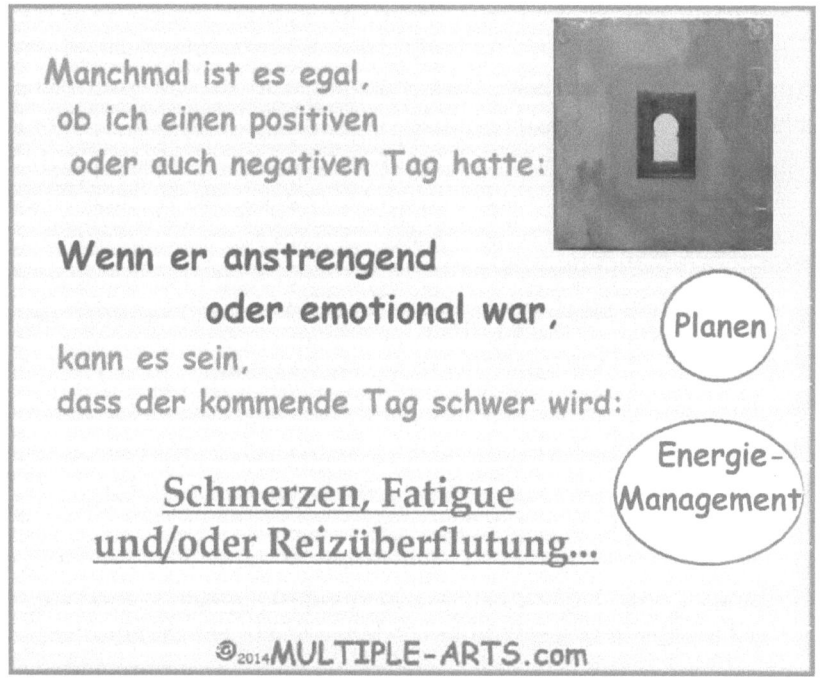

Rat-SCHLÄGE

Da es einfach „mein" Thema ist, wie Außenstehende mit unseren nicht sichtbaren Symptomen und Erkrankungen umgehen, möchte ich hier noch etwas dazu schreiben.

Ratschläge können SCHLÄGE sein und werden dem Anderen oft ungefragt entgegengeschleudert. Besonders gerne noch gepaart mit Vorwürfen! „So schlecht kann es Dir ja gar nicht gehen, wenn Du jeden Tag spazieren gehst! Du musst Dich einfach mal zusammenreißen!"

Ein Ratschlag ist eigentlich als Rat oder Empfehlung gedacht und vor allem als eine unverbindliche Unterstützung. Ein Ratschlag allerdings ist üblicherweise und bestenfalls keine direkte Lösung eines Problems, sondern zeigt den ersten Schritt in Richtung eines gewünschten Ergebnisses auf. Dazu gibt er Hinweise auf mögliche Lösungen oder fasst die Lage aus einer anderen Perspektive zusammen.

(Angelehnt an: https://de.wikipedia.org/wiki/Ratschlag , Stand 7/2018).

Das wäre sozusagen der Idealfall.

Was aber ist, wenn man den Rat „um die Ohren geSCHLAGEN" bekommt? Dann ist es weder unverbindlich, noch unterstützend, sondern ein echter Übergriff. Nicht immer schafft man es, sich in der jeweiligen Situation gut abzugrenzen oder eine gute Entgegnung zu finden. Häufig fühlt man sich überrollt und in seinen Gefühlen verletzt.

Gerade Menschen mit nicht sichtbaren Erkrankungen sind oft dem Unverständnis oder gar Vorwürfen von Außenstehenden ausgesetzt. Meist steckt dahinter, dass der Kranke nicht wirklich ernstgenommen wird. Besonders schwierig wird es hier, wenn es sich um Symptome handelt, die auch der Gesunde zu kennen meint. Darunter fallen „Müdigkeit", „Erschöpfung", „Schlaflosigkeit" und /oder „Schmerzen". Ein Gesunder meint dann, sich mit dieser Symptomatik auszukennen und schätzt damit die Ernsthaftigkeit der Erkrankung seines Gegenübers völlig falsch ein.

Ein typischer Rat-Schlag ist beispielsweise: „Schlafe Dich einfach mal wieder richtig aus!".

Das Fatale ist, dass dieser Ratschlag, wie auch das „Ausschlafen" dem Kranken nicht helfen, denn wer unter Erschöpfung, CFS, Fatigue & Co. leidet, weiß genau, dass noch so viele Stunden Schlaf diese Abgespanntheit nicht nehmen können und so kommt man in diese ungefragte Ratgeber-Spirale und Erklärungsnot, die den Betroffenen noch zusätzlich belastet und anstrengt.

Tragisch an solchen Vorurteilen ist, dass sie den Betroffenen wirklich schwer „treffen" können und im schlimmsten Fall sogar einen ungünstigen Einfluss auf die Lebensqualität haben können, da sich manche chronisch Kranke dann lieber zurückziehen, als sich solch einer Voreingenommenheit aussetzen zu müssen. Die Seele leidet dann manchmal mehr als der Körper, beziehungsweise am Symptom an sich.

Ich habe in einem ZDF-Interview einmal gesagt, dass mich manche Äußerungen hinsichtlich der nicht sichtbaren Symptome, die dann Erklärungen oder Rechtfertigungen „erfordern", sogar manchmal mehr anstrengen als das eigentliche Symptom.

Deshalb ist es so wichtig, dass wir lernen uns abzugrenzen und uns selbst mit Fürsorge und Achtung begegnen. Dann können wir auch lernen, solchen Äußerungen nicht mehr diesen Wert beizumessen. Niemand darf sich uns gegenüber rücksichtslos und gemein verhalten. Das müssen wir es uns WERT sein!

Hier habe ich eine PDF zusammengestellt:

PDF „Unschöne Sprüche" zum kostenlosen Download:

http://multiple-arts.com/pdf-unschone-spruche-kostenlos-zum-runterladen/

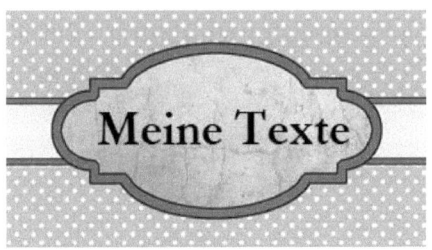

Meine Texte/Blogbeiträge sind persönlich, emotional und auf die MS bezogen. Dieses Wörtchen „MS" lässt sich im Erleben aber auch durch andere Erkrankungen oder Empfindungen ersetzen!

*Belastbarkeit – wo bist Du???

Immer wieder stelle ich fest und höre dies auch von anderen chronisch Kranken, dass wir nicht mehr so belastbar sind, dass wir dem „Druck" nicht mehr gut Stand halten können, schneller entkräftet und erschöpft sind und feststellen, dass wir einfach nicht mehr „die Alten" sind. Die, die wir einmal waren – lange vor der Erkrankung, in einem Leben voller Tatendrang, strotzend vor Kraft und Energie.

Mir wurde das neulich bewusst, als meine Mutter im Rahmen des MS-Blogger-Projektes „Einblick" vor der Kamera interviewt wurde und zugab, dass sie mit meiner Veränderung der extrem umtriebigen und kraftvollen Frau zur Fatigue-Geplagten nur schwer umgehen konnte, zumal es recht plötzlich so kam.

Ja, wo ist meine alte Energie?

Warum kann ich manchen Anforderungen einfach nicht mehr so gut Stand halten?

„Unter dem Begriff **Belastbarkeit** werden in der Psychologie sowohl die physischen als auch psychischen Ressourcen bezeichnet, die eine Person mobilisieren kann um auf objektiv einwirkende Stressoren zu reagieren. Die Fähigkeit zur Nutzung dieser Ressourcen wird als Resilienz bezeichnet.

Der Begriff Belastbarkeit bezieht sich darauf, inwieweit sich eine Person subjektiv als psychophysisch widerstandsfähig und robust beschreibt, was nicht zwingend im Zusammenhang mit der objektiven Belastbarkeit stehen muss. Belastbarkeit bezeichnet somit weitestgehend die Bereitschaft, sich außergewöhnlichen psychophysischen Beanspruchungen auszusetzen und diese nicht zu vermeiden.“

(Angelehnt an: https://de.wikipedia.org/wiki/Belastbarkeit_(Psychologie))

Wo also ist meine/unsere Widerstandsfähigkeit geblieben, mit den normalen Stressoren des Alltags sinnvoll und kraftsparend umzugehen? Wo ist unsere Energie geblieben, unser Aufbegehren und die Offensive, den Widrigkeiten zu strotzen, sich ihnen klar entgegen zu stellen und sie GUT zu überwinden. Wo ist der Punkt, an dem wir keine neue Kraft mehr schöpfen können?

Ich glaube ich weiß, wo all dies steckt: in den unzähligen Flecken in unserem Gehirn. Vernarbt, zerstört und durchtrennte Nervenleitbahnen, deren Schutzschicht sich schon längst aufgelöst hat. Ein Autoimmunkampf tobt in unserem Körper und nimmt uns nicht nur körperliche Fähigkeiten, die einem Gesunden so selbstverständlich erscheinen, wie Sehen, Laufen und Kraft, sondern auch damit einhergehende Fähigkeiten, wie kognitive Störungen (z.B. Erinnerungsvermögen) und beschert uns dafür Fatigue, Depressionen und Energielosigkeit höchsten Ausmaßes.

Wenn ich das bedenke, dann wundert es mich nicht mehr, wo meine frühere Kraft abgeblieben ist; wo meine Fähigkeit geblieben ist, allen Widrigkeiten Stand zu halten und hoch erhobenen Hauptes aus ihnen hervorgegangen zu sein: mitten im Gehirn sind sie steckengeblieben – unschön gestoppt, massiv unterbrochen und unaufhaltsam entgleist.

So ist das! MS ist unerbittlich und hat 1000 Gesichter und dazu gehört auch, dass man auf Grund eines oder mehrerer der 1000 Gesichter nicht mehr so belastbar ist, wie man es von früher von sich kennt/kannte… Ein sehr unschönes Symptom der MS, denn es betrifft den Alltag sehr umgreifend, es verhindert manchmal das lebendige Leben… Es begräbt uns zeitweise – zusammen mit den vernarbten Flecken im Gehirn - einem Schrotthaufen aus Vernarbungen und Zerstörungen gleich. Und doch stehen wir immer wieder auf, denn wir haben keine Wahl: wollen wir unser Leben genießen, dann MÜSSEN wir nach vorne schauen, müssen die Symptome annehmen und versuchen, das BESTE aus der Situation zu machen… Wir üben uns in Resilienz… Hallo MS; Hallo Leben und Hallo verschwundene Belastbarkeit!

*Dauermüde

Dauermüde = Fatigue. Das kenne ich ja gut ….

Und ich kenne es auch, dass sich ein Ausloten der Grenzen gerne rächt.

Und ich weiß auch, dass ich das alles ertrage, weil es mir in den meisten Fällen einfach WERT war, etwas Besonderes erlebt zu haben.

Aber zum authentischen Berichten gehört nun mal auch, dass ich sowohl meine Erfolge, als auch das „Nachher" berichte…

Und ganz klar ist es so, dass mich das lange WE der Hochzeit, sowie das WE danach (ich war auf einem Musikauftritt meines Mannes) enorm viel Kraft gekostet hat und sich nun meine MS in Erinnerung bringt.

Das ist nicht schlimm, sie ist sogar für „ihre Verhältnisse" recht milde, aber sie macht sich bemerkbar - mit Schwindel und einer Dauermüdigkeit, die nicht unbedingt eine Fatigue ist, sondern eine Art chronische Erschöpfung, der allerdings – wie bei der Fatigue auch – nicht mit Schlaf beizukommen ist. Selbst Ausruhen hilft nur bedingt.

Es ist ein „MÜDE bis auf die Knochen", ein schlafwandlerischer Zustand, Leere im Kopf, und doch ist der Geist wach…

Taube und bleischwere Gliedmaßen und doch funktionieren sie wie immer.

Kein Grund zum Jammern und kein Grund zur Sorge: sondern einfach nur eine Grunderkrankung – MS – deren Körper mehr als gewohnt belastet wurde und sich nun die Nervenleitbahnen wieder sortieren müssen und vor allem müssen sie sich daran erinnern, dass sie bitte ihre übliche Aufgabe wieder erfüllen sollten: Funktionieren!

Bereuen: NEIN! Besondere Ereignisse sind es WERT, sie sind wichtige Meilensteine im Leben und im MS-Leben, denn sie zeigen uns, dass wir mitleben, miterleben und lebendig sind.

Ich brauche nur Geduld: Geduld, meinem Wissen, dass es wieder „besser" wird und sich bald oder demnächst der „normale" MS-Zustand einstellen wird, zu praktizieren. Eine leichte Aufgabe für einen geübten MS`ler, denn das tun wir jeden Tag! Immer und immer wieder. ☺

*Achtsamkeit und Selbstfürsorge – UNS SELBST gegenüber
Um Hilfe bitten – ein Akt der Selbstfürsorge

Ein fast modernes Wort, dieser Ausdruck „Selbstfürsorge" und doch kann man wohl kein wirklich zufriedenes Leben in Balance führen, wenn man nicht gut für sich selbst sorgt.

Gerade Menschen mit chronischen Erkrankungen müssen lernen, GUT für sich selbst zu sorgen, die eigenen Bedürfnisse wahrzunehmen und für sie einzustehen.

Das bedeutet sowohl Hilfe anzunehmen, auch Erwartungen auszusprechen, als auch sich abzugrenzen. Ein Balance-Akt der besonderen Art!

In meinen Büchern gehe ich immer auf dieses Thema ein, da es mir so wichtig erscheint. Nur wenn wir uns selbst mit Achtung und Liebe begegnen, können wir diese auch ins Außen abgeben.

Und das ist gar nicht so einfach.

Meine Recherchen ergaben, dass Achtsamkeit eine Form der Aufmerksamkeit für die Bedürfnisse und Belange anderer Menschen und gegenüber sich selbst ist.

Es gibt beispielsweise die Achtsamkeit auf den Körper, Achtsamkeit auf die Gefühle, Achtsamkeit auf den Geist. Achtsamkeit ist etwas, das zwischen Menschen in der Zuwendung entsteht und von diesen gemeinsam erfahren wird. Von achtsamer Zuwendung durchzogene Interaktionen werden als gelingend bewertet.

(Angelehnt an https://de.wikipedia.org/wiki/Achtsamkeit_(care) / Stand 18.7.17)

Das bedeutet, dass man die achtsame Zuwendung auf die gegenwärtige Situation bezieht, auf das Hier & Jetzt - und sich darauf einzulassen. Außerdem heißt es, dass man dann die eigene Aufmerksamkeit mindestens einem anderen Menschen oder sich selbst widmet.

„Menschen beziehen sich sorgend auf andere, lassen sich tatsächlich aufeinander ein, pflegen Beziehungen und eine gewisse Verbindlichkeit im Miteinander. In diesem Sinne ist die ‚Praxis der Achtsamkeit‘ mehr als eine

Haltung der Empathie, sie spielt sich auch nicht bloß in der Innenwelt einer Person ab. Schließlich bedeutet Achtsamkeit auch, die Antwort auf Unterstützung abzuwarten: zu hören, wie die Zuwendung angekommen ist und daraus praktische Konsequenzen zu ziehen."
(Quelle: https://de.wikipedia.org/wiki/Achtsamkeit_(care))

Die **Fürsorge** bezeichnet die Sorge für andere Personen.

Die Selbstfürsorge ist demnach die Sorge um sich selbst, die man ohne ein achtsames Verhalten nicht schafft!

Aber nun genug der Theorie!

Fakt ist, dass wir sehr oft auf Grund unserer Einschränkungen, seien sie sichtbar oder nicht sichtbar, auf Hilfe von außen angewiesen sind. Und wir alle wissen, wie schwer es manchmal ist, um Hilfe zu bitten.

Mitunter resultiert es daraus, dass wir schlechte Erfahrungen gemacht haben, manchmal daraus, dass wir uns nicht trauen oder gar, weil wir uns selbst nicht wichtig genug nehmen – so als ob wir es nicht WERT seien, dass man uns hilft.

Ich gebe zu: auch bei mir war das ein langer und sehr steiniger Weg und ich gehe ihn immer noch. Wenn man einst diejenige war, die ständig anderen ihre Hilfe und Unterstützung angeboten hatte, die fit und stark war, äußerst selbstständig und robust, dann ist es eine harte Erkenntnis, dass man auf Grund von Beeinträchtigungen plötzlich auf mehreren Ebenen hilfsbedürftig wurde und IST!

Eine Erkenntnis die schmerzt und deutlich zeigt: es hat sich etwas verändert und Du bist nicht mehr die „Alte".

Eine Erkenntnis, die so schmerzen kann und die Grundmauern erschüttern kann, dass man wirklich erst einmal lernen muss damit zurechtzukommen.

Oft wurden wir auch so erzogen, dass wir bloß niemandem zur Last fallen dürfen.

Der Erziehungsleitsatz in meiner Kindheit war immer: „Da musst Du durch, das schaffst Du alleine!". So sehr mir dieser Leitsatz in anderen Situationen geholfen hat, so schwer war er mir zur Last geworden, als ich um Hilfe bitten musste: sei es in Form eines Armes, der mich stützt; eines Stuhles, weil ich nicht mehr stehen kann; sei es ein Fahrdienst den ich benötige, weil ich nicht mehr lange Strecken alleine fahren kann; sei es Unterstützung im Haushalt, beim Einkaufen – einfach im Alltag!

Es ist schwer.

Es ist auch deshalb schwer, weil die Angehörigen, die uns schon sehr lange kennen, diesen Wandel ja auch erst mal verkraften müssen. Und wenn man dann noch wie das „blühende Leben" aussieht, kann es zu unschönen Erlebnissen kommen.

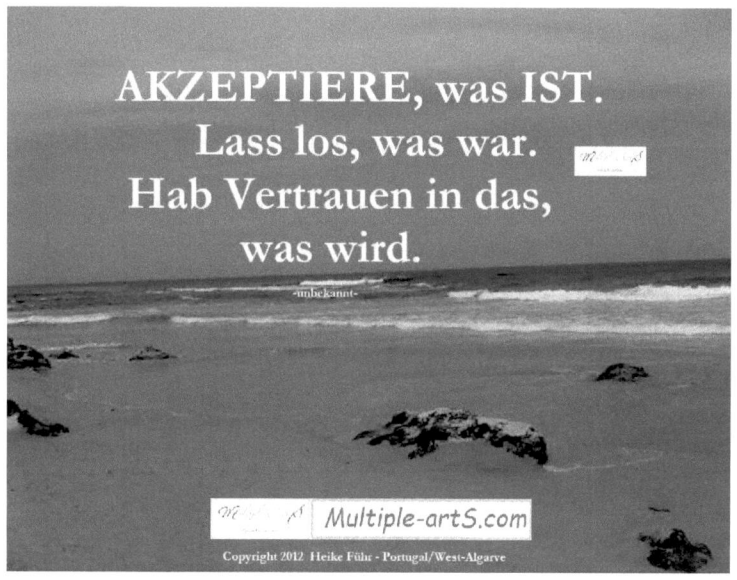

Wichtig ist, **dass man lernt, sich selbst mit all seinen Einschränkungen anzunehmen und zu lieben.**

Wenn man sich so annimmt wie man ist, verschwindet auch irgendwann dieses Gefühl, anderen so schrecklich zur Last zu fallen. Man lernt, dass es so ist wie es ist: das ist mein Status Quo. MEIN Hier und Jetzt!

Schmerzlich müssen wir manchmal erleben, dass es „Freunde" gibt, die uns fallen lassen, weil sie unser neues Ich nicht verkraften können. Aber genauso oft und mittlerweile noch häufiger (wenn es auch manchmal ein harter Kampf war), habe ich erlebt, dass mir Menschen GERNE helfen, **wenn sie wissen WIE!** Und das ist der Knackpunkt: wir müssen thematisieren, was wir brauchen und was uns guttun würde. Denn wir wissen auch, wenn wir es „übertreiben" und nicht gut für uns sorgen, dann erhalten wir oft von der MS die Quittung.

Und wir müssen uns klar machen, dass wir auch MIT Beeinträchtigungen liebenswerte Menschen sind und nicht weniger wert sind… Wir sind nicht unsere Krankheit – wir sind Menschen mit Stärken und Schwächen – wie JEDER Mensch.

Wichtig ist, dass wir Verständnis erfahren - und umgekehrt unsere vielleicht manchmal hilflose Situation nicht ausnutzen und unsere Angehörigen nicht überstrapazieren. Reden, Kommunikation… Das ist hier einfach das Schlüsselwort, denn niemand kann zaubern und uns ansehen, dass wir vielleicht gerade Hilfe brauchen.

Ich wünsche Euch ein gutes Miteinander und den Mut, Eure Wüsche zu formulieren! ☺ Hallo MS; Hallo Mut; Hallo Selbstfürsorge und Achtsamkeit!

*Nervenbelastung und Auswirkung auf die MS!

Wir wissen es und doch möchten wir es manchmal nicht wahrhaben: die Auswirkungen, die Stress und /oder nervliche Belastung DIREKT auf die MS haben.

Ein Beispiel, das ich nun seit ein paar Wochen erlebe: wir wurden von einem Handwerker um Geld betrogen; es hat mich etliche Kämpfe gekostet, dies alles wieder zu regeln. Das ist aber nur ein Beispiel, das Ihr mit anderen eigenen Beispielen gleichsetzen könnt.

Gekostet hat es mich - außer meinem Geld - auch NERVEN und nicht nur wenige!!!

Hallo MS; Hallo Symptome: Sehstörungen waren hier ja fast nur eine Kleinigkeit dabei. Mit Galgenhumor betrachtet! ☺

Nein: wahrhafte Störungen im Sehen, schmerzende Augen, Doppelbilder und Nebel vor den Augen – die eigene Effekt-Show. Haha!

Schwindel, Schmerz-Attacken, Trigeminus-Probleme, taubes Gesicht, schwammige Beine, die mich nicht mehr tragen wollen, Zittern und eine derart große Schwäche am ganzen Körper, dass es ein Wunder war, dass ich mich überhaupt noch einigermaßen aufrecht halten konnte.

Und das – sagt ein Unbeteiligter vielleicht – **nur** weil Du Stress hattest???

Ja! „Nur", weil ich Stress hatte.

Stress kann Gift für die MS sein – für meine MS ist sie es, denn meine Schübe und Ausfälle und somit auch bleibende Beeinträchtigungen traten IMMER nach enormem Stress auf.

Stress zu vermeiden ist ein gut gemeinter Ratschlag – was aber macht man, wenn der Stress von außen übergestülpt wird, man handlungslos, machtlos und vor allem eins ist: völlig hilflos!???

Man macht nicht viel, außer sich mit Medikamenten zu versorgen – von meinem geliebten CBD-Öl und über Bach-Blüten „Rescue", Beruhigungsmittel und vor allem in meinem Fall: eine Schlaftablette zum Einschlafen zu nehmen um überhaupt zur Ruhe zu kommen. Cortison-Tabletten, um das Schlimmste abzufangen…. Und ausruhen, Reize abschalten – zur RUHE kommen….

- **MS und Nerven – eine Farce, denn bei MS sind die Schutzhüllen um die Nervenleitbahnen herum angegriffen und gar völlig zerstört.**

- **Bei MS liegen die Nerven im wahrsten Sinn des Wortes wirklich BLANK!**

- **Blanke Nerven mögen keine zusätzliche Aufregung. Sie können dann nämlich gar nicht mehr reagieren.**

Sie können nur noch hilflos dem Tsunami zuschauen, der in ihnen, beziehungsweise um sie herum wütet. Eine Explosion im Gehirn – kein Wunder, dass sowohl die Nerven als auch das Gehirn an sich völlig durcheinander und vor allem eins sind: überfordert. Heillos überfordert!

Und dann wundert es auch nicht, dass die MS nicht mehr weiß, wo oben und unten, wo innen und außen, hinten oder vorne ist. Die MS ist im Strudel, von einem Wirbel gepackt und irrt völlig verstört umher!!!

Möge man sie einfangen. Aber wie?

SCHWER ist das, denn das Lasso zum Einfangen kann ich gar nicht mehr werfen, so kraftlos wie ich bin.

Überhaupt habe ich NULL Energie, um irgendetwas zu tun. Meine Kraft habe ich auf SMS mit dem Handwerker vergeudet, meine Kraft ist im Tsunami weggespült worden, zusammen mit meiner Energie.

Und – hört sich das außerirdisch an?

Ja, so hört es sich an – aber genau so, wirklich so und noch schlimmer, **fühlt** man sich mit MS, wenn die blanken Nerven noch blanker zu liegen scheinen. Wenn man Opfer von Betrug wurde, wenn man für etwas kämpfen muss, das man eigentlich nicht für möglich hält.

Dieses verrückte Beispiel eignet sich einfach wunderbar, um nochmals, immer wieder zu erklären, warum Stress für uns nicht gut ist, sondern sogar gefährlich werden kann. Unser Immunsystem im Autoimmun-Sturm, unser Gehirn mitten in einer Explosion und unser Körper zuckt nur noch.

Nicht willentlich – versteht sich. ☺

Danke für diesen Zustand - *Galgenhumor* und ein tatsächliches Dankeschön an meinen geschundenen ausgebrannten MS-Körper und an meine Seele, dass sie es immer wieder schaffen aufzustehen.

Inmitten der MS entwickle ich nämlich eine seltsam wirkende Kraft – sie zeigt mir: ich werde das schaffen, ich werde noch viel schaffen und trotz MS habe ich diese Situation überlebt, bewältigt!

*Was ist normal?

Bei und mit MS ist schon lange nichts mehr normal.

Normal – ein sowieso komisches Wort, weil es sofort eine gewisse Wertung mit sich bringt: schwarz oder weiß sein, hetero- oder homosexuell, dick oder dünn, groß oder klein?

Schon lange mag ich dieses Wort deshalb nicht besonders, aber im Zusammenhang mit einer chronischen Erkrankung stellt man zwangsläufig fest (wenn man Einschränkungen hat), dass vieles nicht mehr normal läuft.

Normal aufstehen, ausgeruht sein, duschen und normal weiter machen – wie z.B. arbeiten zu gehen.

Bei vielen MS`lern absolut keine Realität mehr – bei mir auch nicht mehr.

Ich mag nicht überangepasst sein, ich will auch kein langweiliger „Normalo" sein, aber muss ich denn gleich SO anders sein?

Mein Lebensweg scheint zumindest so zu sein und zum Glück habe ich „Handwerkszeuge" mitbekommen, um mich meinem nun MS-normalen Leben anzupassen, mich zu arrangieren und es auch zu mögen.

Meistens jedenfalls. ☺

Denn es gibt diese Momente, wo mein MS-Leben Kopf steht und ich es im wahrsten Sinn des Wortes aus einer anderen Perspektive betrachten muss: von unten beispielsweise, wenn mich der Schwindel packt oder meine Beine nachgeben und ich äußerst zärtlich den Fußboden umarme. Von oben, wenn ich auf dem Balkon stehe – nicht um die Aussicht zu genießen, sondern weil meine Beine mich gerade nicht nach unten tragen wollen. Perspektivwechsel der besonderen Art.

Schräglage – auch das ist eine meiner Positionen um die Perspektive zu verändern.

Wie oft steht mein Leben Kopf, wenn ich vor lauter MS-Reizüberflutung nicht einschlafen kann, wenn ich keine größere Gassi-Runde gehen kann, weil es zu heiß ist, weil ich mich nach dem Treppensteigen wieder hinlegen muss, weil mich der Gang zur Tür und zum Handwerker so erschöpft (natürlich sehe ich dabei aus wie das „blühende leben" und lächle), dass ich mich gleich wieder hinlegen muss.

Mein Leben steht Kopf…. und doch ist es MEIN Leben und ich möchte lebendig sein und leben, ich möchte – und habe das Recht dazu – ein normales Leben führen.

Wo also ist dieser einzige Knackpunkt in diesem Wörtchen „normal"?

Für mich ist er dort, wo ich für mich entscheide, mein MS-Leben, das alles andere als normal ist (wenn man es mit dem Leben gleichaltriger Gesunder vergleicht) als das betrachte, was es ist: MEIN Leben, meine CHANCE: ich habe nur das eine Leben, also lebe ich, also genieße ich und dehne das Wort „normal" einfach aus. Ich dehne es so weit aus, dass ich mich innerhalb meines MS-Lebens NORMAL empfinden kann, ich mir meiner Stärken bewusstwerde und meinen Schwächen die Stirn biete. Ich bin ich. Ich bin ein vollwertiger Mensch – auch mit Beeinträchtigungen. Und die richtigen Menschen finden das übrigens völlig **NORMAL!** ☺

Es lebe die Empathie und es lebe die Normalität – Hallo MS, Hallo Leben und Hallo Tanz durchs Leben ich komme! ☺

*Wenn die Nerven nerven….

Wenn die Nerven nerven, wenn sie blank liegen und das wegen: fast nichts!

Es sollte mich nicht mehr wundern – „eigentlich" weiß ich es doch: ich bin nicht mehr belastbar. Weg sind meine „eisernen Nerven", weg ist vor allem jegliche Reserve jener und vorbei sind die Zeiten, in denen ich kleine Katastrophen als das wegstecken konnte, was sie sind: Unwägbarkeiten im Leben.

Zeiten, in denen ich relativ gelassen mit Verspätungen, Ungewissheit und Termindruck umgehen konnte. Vorbei. Aus und vorbei und doch haut es mich jedes Mal wieder aus „den Latschen", dass es so IST!

Ich ignoriere dann offenbar mehr oder minder erfolgreich, dass ich diese Zustände meiden sollte – was zugegebenermaßen nicht einfach ist, wenn sie von „außen" kommen.

Aber das Ignorieren hilft nur so lange, bis meine Gesichtshälfte taub wird, bis meine Augen mit Sehstörungen reagieren, meine Fatigue deutlicher als sonst anklopft und sich eine allgemeine Kraftlosigkeit bei mir breit macht und ich mich VÖLLIG entnervt fühle. Allerspätestens jetzt merke ich, dass da doch noch was war. Zwei kleine Buchstaben: MS!

Hallo MS! Da bist Du wieder und überfällst mich.

Kein Wunder, denn unsere Nerven liegen wortwörtlich teilweise blank, unsere Nervenleitbahnen sind teilweise völlig unterbrochen oder beschädigt.

Nerven, was ist das?

Nerven sind diese kleinen großen Dinger, die bei gesunden Menschen innerhalb des Nervensystems funktionieren.

Nerven bei MS`lern: Feuerwerk, Tsunami und Hölle!

Denn teilweise sind unsere Nerven so zerstört, dass sie nicht mehr funktionieren.

Warum also wundere ich mich immer wieder aufs Neue, wenn meine Nerven zu schnell blank liegen?!?

OK, ich wundere mich nicht mehr – ich habe es mir erklärt, ich weiß es nun wieder. Und was hilft? Achtsamkeit MIR und meinen Nerven gegenüber, Reizüberflutung ausschalten, mich in großer GELASSENHEIT üben und versuchen, durch die von außen aufgedrängte Situation möglichst unbeschadet hindurch zu kommen.

Unbeschadet? OK, schon passiert… Mein Körper hat Signale gesendet. „Unbeschadet" geht nicht mehr…

Und wie erkläre ich das einem Außenstehenden? Dass meine Nerven „am Ende" seien? Das sind die Nerven vieler Menschen. Dass aber unsere Nerven schon lange am Ende sind, dass sie zerstört sind und diese Form der Nervenbelastung für unsereins einen Tsunami darstellen kann – das kann man schwer erklärbar machen… Also schreibe ich es auf und hoffe auf Teilen und Sensibilisieren. ☺

Also hinaus in den Tanz der Emotionen, in den Tanz der Synapsen und Nerven. Hallo MS! Hallo Tanz durchs Leben – immer und immer wieder!

*Wer sieht hinter mein Lächeln….

Wer sieht hinter meinem Lächeln den Schmerz?

Wer sieht hinter meinem LAUFEN die unglaubliche Anstrengung?

Wer sieht hinter meiner Fassade mein wirkliches ICH?

Wer sieht hinter meinem Stehen die unglaubliche Kraft, die ich dafür aufbringen muss?

Wer sieht hinter meinem Gassigehen meine Mühe, meinen Willen?

Wer sieht hinter meiner fröhlichen und positiven Art den Tanz, den ich täglich vollführen muss. Einen Eiertanz….

Ganz ehrlich: manchmal sehe ich es selbst nicht, weil ich so bin wie ich bin…. Weil ich mich all dem angepasst habe und täglich wieder versuche, mein Leben positiv und lebendig zu gestalten….

Und noch etwas: muss es jemand sehen?

Nein, es muss niemand sehen, denn es ist mein Leben.

Es ist meine Entscheidung, was ich wem mitteile, wie ich mich gebe.

Und doch gibt es diese Tage, an denen ich mir diese Fragen stelle, weil ich in diesen Momenten spüre, wie verletzlich ich bin und doch auch ab und an Trost brauche….

Weil es manchmal schwer ist, immer stark sein zu wollen.

Ein Tanz auf rohen Eiern, eine Gratwanderung.

Eine Gratwanderung zwischen Stolz, Stärke und Verletzlichkeit.

Eine tägliche Gratwanderung.

Und: ich MÖCHTE positiv sein…

Und: Nein, die MS lebt nicht mit mir oder ich mit der MS (diesen Satz mag ich sowieso nicht!).

Ich lebe. Dafür bin ich dankbar. Ich lebe mein Leben und habe mich so sinnvoll wie möglich arrangiert.

Und doch ist es manchmal sooo mühselig, sich zu erklären, manchmal gar immer wieder …. Das kostet Kraft und zermürbt. Und an diesen Tagen frage ich mich: Wer sieht hinter meinem Lächeln **all DAS!?!** Hallo MS; Hallo Optimismus und Hallo Verletzlichkeit!

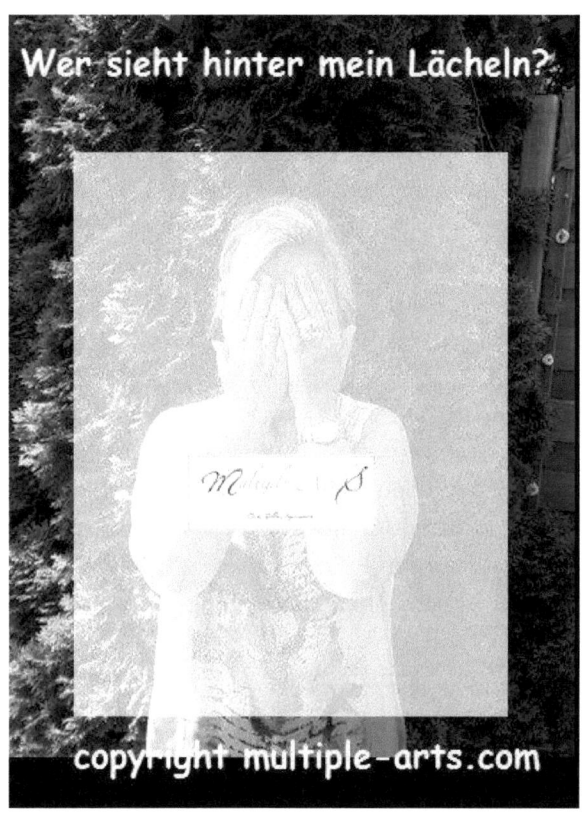

*Wie geht es Dir?

Wenn mir jemand diese Frage stellt und sie ernst meint, antworte ich in der Regel auch ernsthaft darauf und zwar so wahrheitsgemäß, wie es mir in dem Moment gerade geht. Angepasst an den zeitlichen Rahmen und an die jeweilige Situation.

Mir ist dabei aufgefallen, dass es zwar auch Tage gibt, an denen ich antworte: „Heute geht es mir gerade nicht so gut, weil…", aber dass ich ganz oft sage: „Eigentlich ganz gut, ich bin zufrieden!".

Bin ich denn zufrieden?

Gute Frage! ☺

Ja, ich bin zufrieden, denn mein MS-Verlauf ist deutlich milder als der anderer MS'ler und somit bin ich zufrieden. Wirklich. ☺

Gleichzeitig aber merke ich, dass ich gar nicht mehr weiß – mich wirklich nicht mehr erinnern kann – wie es ist, gesund und voller Energie zu sein.

Das heißt, meine momentane Antwort, dass ich „zufrieden" bin, ist wahr und gleichzeitig eine an meine MS-Situation angepasste Antwort.
Meine Antwort aufs Leben. Auf mein Leben, auf mein MS-Leben.

Gut gehen… Was ist das?

Geht es jemandem gut, weil er gesund ist?

Nicht unbedingt. Denn ein Gesunder kann tausend Gründe haben, nicht glücklich zu sein, weil er vielleicht keine oder eine schwierige Beziehung, Ärger im Job und so weiter hat….

Ich bin mit meinem Leben zufrieden und sogar glücklich: mein Leben „außerhalb" der MS ist rundum glücklich, es ist super schön und genau so, wie ich es mir immer erträumt habe.

Nur, dass dieses Leben einen ständigen und auch unberechenbaren Begleiter hat: die MS.

Sie vermiest mir Vieles in meinem Leben, sie nimmt mir Lebensqualität, nimmt mir Möglichkeiten und lässt mir ganz oft keine WAHL!

Wenn ich beides zusammenfüge, bin ich immer noch glücklich und zufrieden und vor allem sehr dankbar, dass es mir weder gesundheitlich noch allgemein schlechter geht.

Meine Antwort, wenn ich nicht gerade in einem Schub stecke oder mit Fatigue / Uhthoff konfrontiert bin, ist also wahr: Ich bin zufrieden, selbst wenn ich einen oder mehrere schlechte Tage habe. Weil mein Leben drumherum stimmig ist und mich erfüllt. Das ist ein sehr glücklicher und schöner Umstand! ☺

Und doch würde ich auch gerne mal einen normal gesunden Tag erleben: Nach einem ausgedehnten Brunch mit Freunden nicht auf meine Couch zu müssen, sondern mir den Hund schnappen und raus in die Sonne zu gehen.

Nach und vor einem Video-Dreh (JUHU) nicht ausruhen zu müssen und deshalb so wenig von der tollen Stadt mitbekommen zu können. Endlose Kraft für meine Enkelchen zu haben… Das alles wäre so schön. Einen Tag völlig ohne Fatigue und ohne Schmerzen! Ein Traum. Ein weit entfernter Traum und doch freue ich mich, dass ich all das erleben kann… genießen kann… wenn auch mit niedriger Batterie, die holpert, gar stehen bleibt und schwer auffüllbar ist. Ich LEBE und erlebe…

Ein Geschenk des Lebens! ☺

Diese kleine Sparflamme, die es manchmal nicht schafft, ihren vollen Glanz zu entfalten – sie brennt aber, sie ist da und sie lässt mich am Leben teilhaben. Sie schenkt mir Licht. Und wo Licht ist, ist bekanntlich auch Schatten – und das ist ok.

Ich liebe mein Leben. Nur manchmal, da bin ich sehr traurig und auch verzweifelt – aber auch das gehört dazu. Ich erinnere mich dann an die wundervollen Begebenheiten in meinem Leben und sie tragen mich dann hinweg über diese Schatten… Sie lassen meine kleine Sparflamme leuchten, erhalten sie am Leben und das ist es worauf es letztendlich ankommt! ☺

JA; ist meine Antwort: ich bin zufrieden und mir geht es gut! ☺ Hallo MS; Hallo Tanz durchs Leben; Hallo Licht und Hoffnung!

*Wer Fatigue kennt…. - „SO fühle ich mich jeden Tag!"

Mir hat eine MS`lerin in Bezug auf mein Video „Grenzenlose Erschöpfung" geschrieben und mir erzählt, dass sich ihre Freundin wunderte, dass sie nicht gespürt hatte, dass sie fiebrig war.

Ihre Erklärung dazu: **„SO fühle ich mich jeden Tag!"**

Ja, wer Fatigue kennt, diese grenzenlose Erschöpfung und Erschöpfbarkeit; wer es kennt, wie mit 40°C Fieber täglich völlig kraftlos funktionieren zu müssen, der kann gar nicht mehr spüren, ob sich etwas verändert, da er seinen Körper ja nur so kennt. Denn der Körper zeigt ja eigentlich „nur" seine normalen Symptome. Symptome, mit denen wir IMMER leben. Symptome, die wir kennen, weil sie zu uns gehören.

Wir müssen lernen, sie nicht zu beachten, sie in unseren Alltag zu integrieren und ihnen keinen Raum zu lassen. Wir müssen lernen, sie auszuhalten und trotzdem zu lächeln und zu funktionieren!

Das haben wir gelernt:

> ➢ **wir praktizieren es nämlich jeden Tag, jede Stunde, jede Minute aufs Neue!**

Übertrieben???? NEIN: wer solch eine Fatigue hat, der weiß, dass dies keine Übertreibung ist, sondern ein Versuch, dieses so auslaugende und ausbremsende Symptom in Worte zu fassen.

Wer Fatigue kennt,

- der weiß schon längst, dass Jammern nicht hilft und dass wir sie aushalten müssen
- der weiß schon längst, dass diese Symptome zu uns gehören, wie unsere Arme und Beine und dass es uns ohne sie einfach nicht gibt und vermutlich nicht mehr geben kann…
- der weiß schon längst, dass dies alles unser Alltag ist
- der weiß schon längst, dass sich Außenstehende nicht im Entferntesten vorstellen können, wie es TATSÄCHLICH ist
- der weiß schon längst, dass wir sehr viel Energie verbrauchen, UM unseren Alltag leben zu können.

Ja, wer Fatigue kennt, selbst erlebt hat oder bei einem Angehörigen miterleben musste, der weiß all das.

Was wir aber oft vergessen, das ist die KRAFT und die STÄRKE, die wir haben, um genau dies zu bewältigen! Daran dürfen wir uns gerne erinnern. Denn kein Mensch **möchte** sich vorstellen, mit Blei an den Beinen und Armen UND 40°C Fieber, Schwäche UND Kraftlosigkeit einen ganz normalen Arbeitstag durchstehen zu müssen. Da lässt man sich doch krankschreiben, legt sich ins Bett und lässt sich pflegen.

Ja, so wäre das – bei uns aber ist es Alltag und wir haben keine Wahl – sonst würden wir 24 Stunden im Bett liegen und das Leben an uns vorbeiziehen lassen! Hallo MS; Hallo Fatigue und Hallo STÄRKE mit der wir durch unser Leben tanzen!

*Antriebslosigkeit bei MS – nur eine Befindlichkeit? Können wollen und nicht können?

Seitdem mich die Fatigue immer mehr im Griff hatte, spürte ich auch eine gewisse Antriebslosigkeit. Phlegmatisch… so dachte ich, könnte es auch sein, oder gar Faulheit?

Niemand konnte mir wirklich eine Antwort geben, außer, dass es „bei Fatigue ja kein Wunder sei", im sozusagen immerwährenden Dauer-Müde-Zustand auch weniger Antrieb zu haben. Das ist mir schon klar und doch gibt es Phasen in meinem Leben, da kann ich mich zu nichts aufraffen – unabhängig von Fatigue-Attacken.

Skeptikern sei gesagt: ich unterscheide sehr wohl zwischen einer eventuellen depressiven Episode und meinem „psychischen Normalzustand".

Was also ist diese „Antriebslosigkeit", die mich fast genauso nervt wie andere Symptome?

Klar ist auch, dass eine MS-Belastung in seelischer und psychosozialer Hinsicht nicht ohne Folgen bleiben kann.

Wer Fatigue begreift, kennt diese Phasen ganz sicher - aber auch an Tagen ohne Fatigue kann sie mich packen: diese Lustlosigkeit - oder wie auch immer man sie nennen möchte.

Was also ist das Fazit aus all diesen Überlegungen?

Zu „MS und Antriebslosigkeit" finde ich nur Texte in Verbindung mit Fatigue und doch ist es mehr.

Ich kann mich manchmal so schwer aufraffen – sei es für Unangenehmes wie Putzen ☺ oder auch für Angenehmes wie ein Treffen mit Freunden.

Und mitten in einer mittelschweren Fatigue wiederum habe ich schon „Putz-Anfälle" bekommen. Das klingt alles so unlogisch und doch weiß ich, dass es vielen MS`lern genauso geht und wir von außen dann auch gerne mit „faul" und „Du musst Dich nur mal zusammenreißen!" betitelt werden, was es definitiv nicht besser macht.

Vielleicht ist es so, dass wenn wir mit einer Grund-Fatigue (Dauer-Fatigue) zu tun haben, wir tatsächlich so erschöpft vom alltäglichen Tun sind, dass wir kaum noch die Kraft haben, den Tag zu bestreiten, geschweige denn ihn mit „Arbeit" – was KRAFT-Anstrengung bedeutet!!! – zu vollenden.

Vielleicht ist unser MS-Alltag MIT Fatigue so erschöpfend, so anstrengend und auslaugend, dass wir zwar manchmal ein „HOCH" haben und auch Kraft und Energie verspüren, aber grundsätzlich einfach zu fertig sind. Manchmal kann ich kaum noch „papp" sagen, so erschöpft bin ich – auch wenn ich nicht weiß, von „was"!

Fatigue beeinträchtigt mit Sicherheit das übliche Funktionsniveau im Alltag und typische Beschwerden sind dementsprechend auch Antriebslosigkeit, Abgeschlagenheit, rasche Erschöpfung nach körperlicher oder geistiger Arbeit („nicht mehr klar denken können) und sie ist vor allem dadurch gekennzeichnet, dass nach Ausruhen keine oder kaum Besserung eintritt.

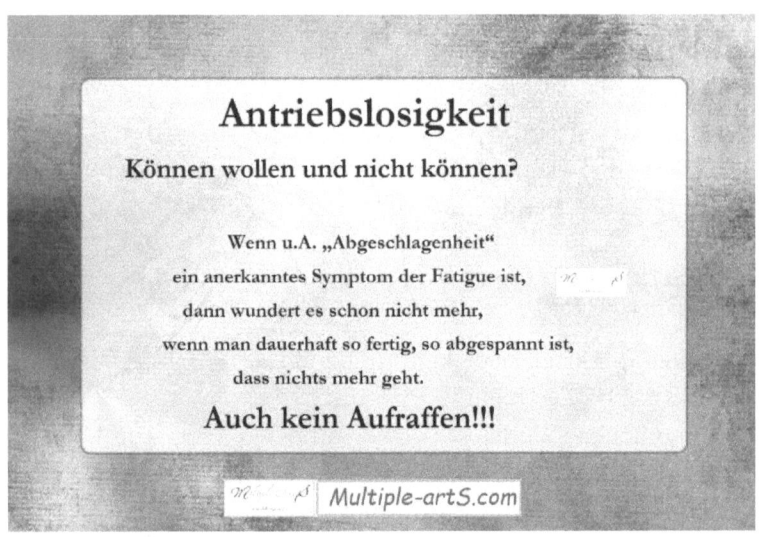

Meine Recherchen ergaben Folgendes:

Antriebsschwäche

„Eine Antriebsschwäche (auch Antriebshemmung) ist eine Minderung des Antriebs. Nicht verwechselt werden darf die Antriebsschwäche mit Müdigkeit, auch wenn sich Antriebsschwäche und Müdigkeit gegenseitig verstärken. Ein Mensch mit Antriebsschwäche ist nahezu unfähig, aus eigenem Antrieb heraus etwas zu tun. Gerade wegen der Antriebsschwäche ist dieser Mensch aber kaum in der Lage, sich gegen eine „Motivierung" zu wehren." (https://de.wikipedia.org/wiki/Antriebsst%C3%B6rung_(Psychologie))

Nun habe ich aber auch **noch FAULHEIT** gegoogelt:

„Als Faulheit (abmildernd auch Trägheit genannt) wird – im Sinne des englischen Begriffs „laziness" – der Mangel an erwartbarer Aktivität bei einem Menschen bezeichnet. Der Begriff wird zur Beschreibung und Bewertung von Anstrengungsvermeidern genutzt…. (https://de.wikipedia.org/wiki/Faulheit)

Faul zu sein, wird oft mit „untätig/zu wenig fleißig" = „(moralisch) verdorben" benannt. Dies ist natürlich eine abwertende Bemerkung und wird dementsprechend mit einer mangelnden Motivation verglichen.

„Mangelnd motiviert kann jemand sein, der unter einem allgemeinen Mangel an Energie leidet (…)". (https://de.wikipedia.org/wiki/Faulheit)

Und wenn „Abgeschlagenheit" ein anerkanntes Symptom der Fatigue ist, dann wundert es mich schon nicht mehr, wenn ich dauerhaft so fertig, so abgespannt bin, dass nichts mehr geht. Auch kein Aufraffen.

Vermutlich IST all dies Fatigue, vermutlich ist die Fatigue immer noch zu wenig erforscht und diese Antriebslosigkeit gehört einfach dazu. Vielleicht sind auf Grund von entsprechenden Fatigue-Läsionen (*mein laienhafter Ausdruck*) unsere Nervenleitbahnen so demoliert oder zerstört, dass auch die Nervenleitbahnen, die den "Antrieb" bedienen, lädiert sind. ☺

Vielleicht hängt das alles enger zusammen, als man bis jetzt noch ahnt. Anders kann ich mir diese Antriebslosigkeit, gegen die ich (OHNE Depression!!!) genauso machtlos bin, wie gegen die Fatigue, nicht erklären.

Ich möchte nicht als faul gelten oder als phlegmatisch – denn eigentlich bin ich ja ein Energie-Bündel. War es. In meinem früheren Leben….

Nun bin ich ein Fatigue-Bündel und oft noch ohne Antrieb.

MS. Ja, das ist MS!

Hier nochmal die so über alles wichtige Info:

FATIGUE

Viele Fatigue'ler schämen sich, dass sie nicht mehr so leistungsfähig wie ein gleichaltriger Gesunder, wie ihr Partner oder Freund sind. Es ist ihnen unangenehm und peinlich. Es gehört ein gutes Selbstwertgefühl dazu, sich hierbei nicht selbst abzuwerten, sondern sich anzunehmen, wie man ist. Das wiederum bedarf vieler Übung und dem unermüdlichen Zuspruch der Angehörigen. Vor allem müssen die Betroffenen spüren, wirklich tief verwurzelt spüren, dass der Angehörige ihnen glaubt, den Zustand entsprechend ernst nimmt und weder das Symptom noch den Betroffenen **bewertet.**

Dieses **WERTFREIE Miteinander**
ist Heilung der besonderen Art
und so nötig für die gepeinigte Fatigue-Seele. ©2016 Heike Führ

Multiple-artS.com Aus meinem Buch"GRENZENLOSE Erschöpfung /Fatigue"

*NEIN, MIR WIRD ES NICHT „BALD BESSER GEHEN"!

Ja, ich bin krank.
Nein, ich habe keine Erkältung. Ich habe etwas, was man „chronische Krankheit" nennt, in meinem Fall MS.

Es betrifft zwar hauptsächlich mein Gehirn und meine Wirbelsäule, hat aber Auswirkungen auf den gesamten Körper. Angefangen von meiner kognitiven Leistungsfähigkeit (z.B. das Denken, die Erinnerungsfähigkeit), über die Augen (Sehstörungen, Lähmungen) und extreme, abnorme Erschöpfbarkeit (Fatigue), Schwindel, Schmerzen, bis hin zu Beeinträchtigungen des Bewegungsapparates.

Es gibt keine Heilung – MS hat man lebenslänglich! Und sie ist IMMER da, auch wenn sie ruhig erscheint!

Das ist das, was man mit „chronisch" meint: für immer, ein Leben lang!

Ich werde immer „krank" sein und die meisten meiner durch Entzündungen im Gehirn entstandenen Beeinträchtigungen bleiben zurück. Manche bilden sich zurück – aber selten bilden sie sich vollkommen zurück. Und ich weiß, dass es eher noch zu weiteren Beeinträchtigungen und Handicaps kommen wird. Das ist MS, das ist „chronisch"!

Und ich muss mich darauf einstellen, immer mit Behinderungen und Beeinträchtigungen, die meine Lebensqualität beeinflussen, leben zu müssen.

Und dazu gehört genauso auch das Einwirken von „Außen": die Blicke, denen ich mich manchmal ausgesetzt bin, die Worte, die ich höre und „ach so gut gemeinte" Ratschläge, die ich bekomme und die mich verletzen - das Unverständnis und die vielen Vorurteile!

Manche Freundschaften sind deshalb zerbrochen, was teilweise erst einmal sehr schmerzhaft war – bis mir bewusst wurde, dass es dann auch einfach nicht mehr passt. Aber andere wertvolle Freundschaften habe ich im Laufe der Zeit hinzugewonnen und diese genieße ich umso mehr.

Außerdem ist mir bewusst, dass es für meine Freunde und meine Familie auch nicht immer einfach ist, mitansehen zu müssen, wenn ich schlechte Tage oder Phasen habe. Das belastet sie und auch mich manchmal zusätzlich.

Aber all das bedeutet nicht, dass mein Leben vorbei ist. Ich kann trotzdem jedem Tag etwas Schönes abgewinnen, habe Spaß, Freude und Genuss. Ich muss mir mein Leben nur anders einrichten.

> ➤ **„MS ist nicht das Ende, sondern nur ein neuer Anfang!"**

Einmal schaffe ich mehr, einmal weniger – je nach Tagesform.

Ich kämpfe mit aller Kraft die ich habe, um ein lebenswertes erfülltes Leben genießen zu können und meistens gelingt es mir richtig gut. Ich kämpfe aber nicht mehr gegen die Erkrankung an: das kostet nur unnötig viel Energie. Ich biete ihr einfach die Stirn, beobachte sie, nehme sie an – ohne sie zu mögen.

An den Tagen, an denen ich eher der „Unterlegene" bin, gebe ich trotzdem nicht auf, denn es werden wieder bessere Tage und Phasen kommen!

Nach Schatten folgt Licht, nach Regen der Regenbogen und die Sonne – das ist LEBEN!

Und die Tage, an denen ich als Sieger hervorgehe, sind besondere Tage und tragen mich hinaus in die Zukunft. Denn es ist nicht vorbei – es geht erst los!

LEBEN, ich komme!

*Die Grübel-Falle

Wir kennen es: wir grübeln und grübeln, unsere Gedanken drehen sich im Kreise – und doch bewegt sich nichts vorwärts, da wir in der Grübel-Falle (oder Grübel-Spirale) gefangen sind.

Klar ist: Wer zu viel grübelt wird nicht glücklich - denn dann sitzt man in der „Grübelfalle" FEST!

Grübeln ist auch ein Gefühl von „ruhelosem Geist". Deshalb sind Schlafstörungen, Depressionen oder eine geringere Lebenszufriedenheit auch häufig die Folgen.

Grübeln ist „eine Form des Nachdenkens, bei dem die Gedanken um mehrere Themen oder ein spezielles Problem kreisen, ohne dabei zu einer Lösung zu gelangen. (…). Dies wird in der Regel von negativen Emotionen begleitet, wobei Grübeln mit eher depressiven, Sorgen mit eher angstvollen Gefühlen einhergeht. (…) Bevorzugte Themen des Grübelns beziehen sich auf Entscheidungen, Konflikte, eigene Leistung, vermutete Einschätzung der eigenen Person durch andere, Zukunft, Vergangenheit oder den Sinn des Lebens.

Grübeln ist eine Suche ins Leere, die trotz möglicher Lösungsmöglichkeiten fortgesetzt wird." (https://de.wikipedia.org/wiki/Grübeln)

Grübeleien sind auf jeden Fall wiederkehrende destruktive Gedankengänge zu einem Thema, für das wir erst einmal keine Lösung sehen. Es sind Gedanken, die unser Wohlbefinden beträchtlich beeinflussen – bis hin zu depressiven Verstimmungen und zu körperlichen Symptomen und Erkrankungen.

Die Auslöser für Grübelanfälle sind ganz unterschiedlich und ebenso unterschiedlich schwerwiegend. Es kann eine unbedachte Bemerkung sein oder auch ein Fehler, den wir gemacht haben.

Häufig allerdings sind es schwerwiegendere Themen, die uns grübelnd belasten.

„Grübeln wird in der Fachsprache Rumination genannt, ein Begriff, der im Englischen auch für das **Wiederkäuen von Kühen** verwendet wird. Der englische Depressionsforscher Prof. Mark Williams erläutert, woran sich Grübeln erkennen lässt: „Sie können eine einfache Regel vom Autofahren nutzen: Wenn Sie zum dritten Mal um denselben Block fahren, dann haben sie sich wahrscheinlich verfahren. Genauso ist es mit dem Grübeln: Wenn Sie schon zum dritten Mal über dieselbe Geschichte nachdenken, grübeln Sie wahrscheinlich."

(https://www.arbor-seminare.de/wege-aus-der-grübelfalle)

Menschen, die chronisch krank sind, haben mit Sicherheit sowieso mehr berechtigte Gründe zum Grübeln. Zum Beispiel drängt sich bei MS meist die Frage auf, ob man „morgen" noch sehen, laufen, sprechen kann, oder man sorgt sich insgesamt um den weiteren Verlauf der Erkrankung!

Grübeln kann positiv sein, wenn man zu Lösungen findet oder sich selbst gut reflektiert. Schnell kann es aber auch zu der erwähnten Grübel-Falle ausarten und man kommt alleine kaum noch heraus. (Dann sollte man niemals die Hilfe von Psychotherapeuten und Ärzten scheuen!).

Es sind oft die einfachen Dinge, die uns zum Grübeln bringen: Hat der Kollege etwas gegen mich? Bin ich zu dick? Mag mich die Person nicht? Warum grüßt der Nachbar mich nicht? Wie konnte ich nur? Wieso habe ich nicht? Was mache ich nur? Und so weiter….

Wie entkomme ich der Grübelfalle?

Sehr oft möchte man durch sein Denken das beispielsweise emotionale Problem wie Liebeskummer lösen. Allerdings ist das oft nicht nur mit dem Verstand zu bewältigen. Es gehört mehr dazu – unter anderem auch, seine Gefühle zuzulassen und auch mal erlösend zu weinen.

Zudem ist das Grübeln oft etwas Unbewusstes: Beispielsweise liegt man auf der Couch und im Hintergrund läuft das Radio oder der Fernseher. Die Gedanken kreisen dabei und nehmen oft das Geschehen auf dem TV nicht wahr.

Abhilfe kann man deshalb nur schaffen, wenn man sich dem Grübeln bewusst zuwendet, es WAHRNIMMT. Man darf sich auch, wenn einem das hilfreich erscheint, ein- bis zweimal am Tag bewusste Grübelzeiten gestatten (allerdings wirklich maximal 30 Minuten).

Klar ist, dass allein schon die Erkenntnis, dass man gerade grübelt, sich ganz anders anfühlt, als das unbewusste Grübeln. Und nun wird es spannend, denn man kann im besten Fall durch dieses bewusste Hineindenken eine konkretere Lösungsstrategie entwickeln.

Es gibt einige Möglichkeiten, wie beispielsweise das „STOPP"-Wort. In Momenten des abgedrehten Grübelns kann man sich selbst laut und vernehmlich STOPP sagen und somit den schweren Gedankengang unterbrechen.

Kleine Rituale zu pflegen kann ebenfalls hilfreich sein: sich ablenken, indem man eine „Runde um den Block" läuft, ein Telefonat führt, ein heißes Bad nimmt und so weiter.

Man kann auch, wenn man mit Freunden zusammen ist, sie bitten aufmerksam zu sein und diese Gedankenspirale im konkreten Falle zu unterbrechen.

Erste Hilfemaßnahmen bei Grübeleien

(http://www.eigensinn-lebenslust.de/2013/04/3-erste-hilfemassnahmen-bei-gruebeleien/)

„Die allerersten Schritte aus der Grübelfalle zu kommen, sind: Entscheiden Sie sich bewusst dafür, dem Monster Einhalt gebieten zu wollen. Sagen Sie innerlich: STOPP!!!

Akzeptieren Sie Ihre Grübeleien und die damit verbundenen negativen Gefühle und verurteilen Sie sich nicht auch noch dafür.

Gehen Sie das Thema an und schieben Sie es nicht einfach weg, in der Hoffnung, es würde sich in Luft auflösen. Warten Sie nicht darauf, dass Hilfe von außen kommt, sondern entscheiden Sie sich bewusst dafür, mit der Problemlösung zu beginnen. Wenn das nicht sofort möglich ist, machen Sie einen Termin mit sich selbst aus, an dem Sie es tun werden. So schaffen Sie sich gedanklichen Freiraum für die Dinge, die jetzt zu erledigen sind."

Ich finde einen Tipp für mich sehr brauchbar:

Man kann sich den Grübel-Gedanken auf ein Blatt Papier schreiben, dieses in einen Briefumschlag stecken und in eine untere Schublade legen. Dort liegt der Gedanke nämlich gut, weil er nicht mehr in unserem Kopf liegt. ☺ Mir gefällt dieses Bild sehr gut.

Eine Psychologin hatte mir so etwas Ähnliches auch mal in Bezug auf konkrete Probleme genannt: man packt sie gedanklich in ein Paket und wirft dieses irgendwo ab! Ich habe dies immer bei unseren Flugreisen gemacht: um meine Alltagssorgen hinter mir zu lassen, habe ich sie verpackt und aus dem Flugzeug aufs offene Meer abgeworfen. Es hilft – wirklich! ☺

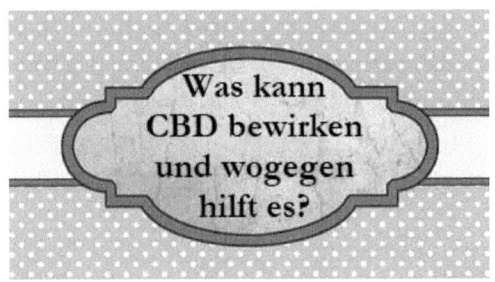

Was kann CBD bewirken und wogegen hilft es?

Ausschnitte aus meinem Buch:
„Hanf - Erfahrungen mit CBD!: Infos rund um Cannabidiol, Cannabis & THC"

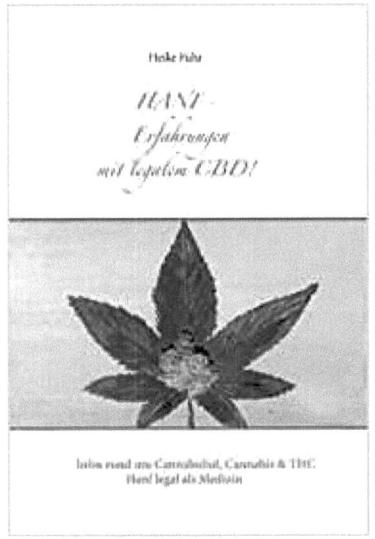

CBD

CBD ist die Abkürzung für Cannabidiol, eine einzigartige Verbindung, die sich von Natur aus in Cannabis und Hanf befindet. Das heißt, CBD ist eine biomedizinische Abkürzung für Cannabidiol, welches wiederum zu den Cannabinoiden zählt und wird aus der weiblichen Hanfpflanze gewonnen. Durch einen speziellen Verdampfungsvorgang (CO2 Methode) werden überschüssige Substanzen verdampft und danach herausgefiltert.

Wichtig zu wissen ist, dass CBD (im Gegensatz zu THC) nichtpsychoaktiv ist/wirkt!

Das heißt:

> ✓ **CBD macht weder „high", noch erzeugt es Halluzinationen oder ähnliche Rauschzustände.**

Marihuana enthält CBD - allerdings nur in sehr geringen Mengen. Marihuana gilt als sehr beliebtes medizinisches Heilmittel, da die darin enthaltenden Wirkstoffe vielversprechend sind. Interessant ist, dass jede Sorte ein anderes Verhältnis von Wirkstoffen enthält, so dass jede einzelne Sorte „Cannabis" auch für jeweils andere Bedürfnisse geeignet ist. Derjenige Wirkstoff, der für medizinische Zwecke am Interessantesten ist, ist das Cannabidiol, das als CBD bekannt ist.

CBD und THC sind wichtige Inhaltsstoffe in Marihuana-Pflanzen. Wenn es um Marihuana geht sind THC-reiche Sorten recht zahlreich – jedoch sind hier Sorten mit einem hohen CBD-Gehalt eher selten.

CBD steuert im Nervensystem die natürliche Reaktion des Körpers auf Schmerzen, Angst und Stress und so weiter. Es heißt ebenfalls, dass CBD im Nervensystem sogar Entzündungen vermindert und Schmerzen ausgleicht. CBD wirkt vor allem auf die sogenannten CB1- Rezeptoren des Gehirns und zwar so, dass es sie vor Aktivierung schützt. **Damit beruhigt es praktisch das Nerven- und Immunsystem.** Das ist auch der Grund, weshalb CBD bei nervlichen und psychischen Problemen und Autoimmunkrankheiten hilft.

CBD ist unter anderem in Form von Öl, Kapseln, Liquid, Tee, Cremes erhältlich.

„Cannabidiol ist aber nicht nur als Hausmittel bekannt, sondern gilt in Fachkreisen als Geheimtipp und wird bei vielen verschiedenen Krankheiten und Therapien eingesetzt. Durch neue medizinische Auswertungen, internationale Studien und Expertisen-Wissen vieler Ärzte wird der

Anwendungsbereich stetig erweitert. Wissenschaftliche und klinische Untersuchungen, zumeist aus den USA, zeigen ein Heilungs- oder Schmerzlinderungspotential bei Arthritis, Diabetes, Alkoholproblemen, Depressionen, Schizophrenie, Epilepsie, chronischen Schmerzen, Migräne, Multiple Sklerose, Krebs und viele weitere CBD-Therapien auf."
(https://cbdratgeber.de/was-ist-cbd/)

Wie wirkt CBD?

CBD ist der wichtigste Wirkstoff in der Hanf-Pflanze, der ein breites medizinisches Wirkungsspektrum aufweist!

Reines CBD-Öl kann viel: Bei fast allen Menschen löst es positive Stimmungsauftriebe aus, steigert das Energieniveau im Alltag, entspannt und macht gelöster. Und das alles legal (CBD Öl ist laut EU-Richtlinien ein legales Nahrungsergänzungsmittel, solange der THC-Gehalt unter 0,2 % liegt). Deshalb begeistert mich das CBD auch so sehr!

✓ **Cannabidiol wirkt entzündungshemmend, denn es verhindert die Bildung des Stoffes, der eine Entzündung hervorruft.**

Außerdem aktiviert und steigert es im Nervensystem die natürliche Reaktion des Körpers auf Schmerzen, Stress und Angst (Interaktion von CBD mit den Cannabinoid-Rezeptoren im Körper). Des Weiteren senkt CBD den Schwellenwert für Krampfanfälle und hilft somit bei der Entkrampfung mit. Das CBD wirkt dabei sogar präventiv und lindert natürlich auch die Symptome.

Da CBD auch antibakteriell, immunsuppressiv, angstlösend und antipsychotisch wirkt, schafft es eine Basis der ENTspannung, ohne dabei zu Lethargie zu führen.

In Hanfsamen sind viele Antioxidanten enthalten. Das bedeutet, dass Hanfsamen in der Lage sind, die gefährlichen „freien Radikale" zu neutralisieren. Das ist wichtig, gerade bei chronischen Erkrankungen, denn diese freien Radikale können unter anderem Zellschäden verursachen. Auch MS zählt zu den Krankheiten, die durch freie Radikale bedingt sein können. Und gerade die so wichtigen Vitamine wie B2 und E sind in Hanfsamen ebenso enthalten, wie Omega-3-Fettsäuren, sowie die bei MS positiv diskutierten Gamma-Linolsäuren. Des Weiteren finden sich Aminosäuren und Mineralstoffe darin. Besonders die Omega-3-Fettsäuren schützen ja die Nervenzellen vor Oxidation und Degeneration – das heißt, sie liefern genau das, was wir bei Krankheiten wie MS benötigen.

Noch dazu ist Hanf ein „Eiweißwunder"! Es ist gesund und trägt zum Muskelaufbau bei und hilft auch – im weitesten Sinne – gut gegen Stress.

Was ist das Endocannabinoid-System?

Um umfassend informiert zu sein, müssen wir das Endocannabinoid-System noch kurz beleuchten, zumal man zwangsläufig darauf stößt, wenn man umfassend über CBD recherchiert.

Das Endocannabinoid-System ist Teil des menschlichen Nervensystems und wird auch als „endogenes" (Prozesse, die im Körper stattfinden und nicht auf äußere Einflüsse zurückgehen) Cannabinoid-System bezeichnet. Die Endocannabinoid-Rezeptoren sind im ganzen Körper zu finden und je nach ihrer Lage haben sie eine jeweils andere Wirkung auf den Organismus. Das Nervensystem ist für das CBD deshalb eine gute Basis um seine Wirkung im menschlichen Organismus voll entfalten zu können.

Das Endocannabinoid System lässt sich durch chemische und auch pflanzliche Substanzen beeinflussen – sowohl positiv als auch negativ.

„Zentrale Bestandteile sind die Cannabinoid-Rezeptoren CB1 und CB2 sowie körpereigene Cannabinoide bzw. Endocannabinoide, die an den Rezeptoren binden und diese aktivieren. Wird Cannabis konsumiert, bindet der Wirkstoff THC ebenfalls an Cannabinoid-Rezeptoren und entfaltet so seine Wirkung."

(Angelehnt an und weitere Infos: https://www.drugcom.de/?id=drogenlex&sub=5&idx=248)

Meine gesammelten Artikel rund um CBD und dessen Wirksamkeit:

http://multiple-arts.com/category/cbd-hanf-bei-ms/

Ein paar Artikel zum CBD und seiner Wirkungsweise möchte ich hier vorstellen:

*Schlafen und MS – und wie CBD-Öl helfen kann

CBD hilft beim Ein -und Durchschlafen

Ursprünglich hatte ich das CBD-Öl ja ausprobiert, um besser einschlafen zu können und habe von nur 2 Tropfen die komplette Nacht HELLWACH gelegen, bzw. gesessen und ein dickes Buch in einem Rutsch ausgelesen! ☺

Das wiederum hat mich dann auf die Idee gebracht, dass mir das CBD-Öl als „Nebenwirkung" vielleicht gegen die Fatigue helfen könne und: VOILA: es ist mein persönliches Wundermittel gegen die Fatigue geworden. (-> http://multiple-arts.com/kann-cbd-bei-fatigue-helfen/)

Ich habe ja mit dem 5%igen CBD-Öl gestartet, später dann das 10%ige Hanf-Öl genommen und bin mittlerweile beim 24%igen Öl angelangt.

Davon nehme ich morgens 2 Tropfen und mein Tag ist gerettet! ;)

Und zwar wirklich gerettet, denn ich habe tausendfach neue Lebensqualität hinzugewonnen, bin belastbarer (körperlich UND psychisch) geworden, stabiler, gelassener und somit komplett fröhlicher und ausgeglichener!

Nun war mein Schlafproblem allerdings immer noch nicht gelöst und leider schlafe ich auch nach wie vor nur schwer ein.

Aber nun kommt mein ABER! ☺

Denn ich schlafe deutlich tiefer und fester und bin somit morgens tatsächlich deutlich wacher und erholter. Ich finde das super spannend, aber es hat fast ein Jahr Einnahme gedauert, bis diese tiefe Entspannung bei mir eingesetzt hat.

Ich bin nachts auch sehr geräuschempfindlich, werde bei dem kleinsten Geräusch wach, reagiere auf Bewegungen und Licht usw.!

Seit einiger Zeit merke ich, dass ich manches nachts einfach scheinbar verschlafe, was ja für mich Wahnsinn ist! ☺ So stellte ich die Tage morgens beispielsweise fest, dass sich mein Hund Smiley scheinbar gegen Morgen erbrochen hat, denn es war eine Pfütze auf dem Schlafzimmerboden. Abgesehen davon, dass mir Smiley leidgetan hat, wunderte ich mich: ich habe sehr sehr feine Antennen und es war mir unverständlich, dass ich das Würgen nicht mitbekommen habe.

Smiley ging es gut, er war wohlauf und so konnte ich mich der Tatsache widmen, dass ich scheinbar so tief und fest geschlafen habe, dass ich das nicht mitbekommen habe!!!

Außerdem ist mir aufgefallen, dass ich lange bevor normalerweise mein Wecker klingelt wach werde und ich mich trotzdem fit fühle. Am Anfang traute ich dem Gefühl nicht so ganz, aber mittlerweile stehe ich dann beschwingt auf und genieße einfach den Tag etwas länger. Zumal es morgens ja bei der sommerlichen Hitze noch deutlich angenehmer ist und so kann ich ein bis zwei Stunden auf der Terrasse mit meinem Cappuccino genießen. Geschenkte Stunden der Stille und Ruhe, des Genusses und der Muße.

Andere MS`ler berichten, dass sie CBD bewusst zum Ein – und Durchschlafen nehmen und seitdem wundervoll schlafen!

„GO CBD GO" sage ich bloß und bin einfach nur überglücklich, dass ich dieses kleine Wundermittel gefunden habe, das mir immer noch, nach über einem Jahr Einnahme, neue Möglichkeiten zeigt!

Denn das ist auch toll: es scheint so, dass je länger es eingenommen wird, es noch ganzheitlicher wirken kann und seine Wirkung dann besonders entfalten kann.

Das heißt: man darf die Hoffnung nicht aufgeben, wenn CBD nicht gleich oder sofort wirkt. Manchmal muss sich scheinbar ein gewisser „Spiegel" im Körper aufbauen.

Und manchmal muss man experimentieren: mal mehr oder weniger Tropfen und auch mal eine andere Prozentzahl ausprobieren. Denn bei mir hat sich die positive Wirkung durch das 24%ige Öl wirklich nochmals enorm erhöht!

*Hilft CBD bei Migräne?

Dazu kurz:
Was ist Migräne?

„Migräne ist eine neurologische Erkrankung, unter der rund 10 % der Bevölkerung leiden. Dieses ist bei Erwachsenen typischerweise gekennzeichnet durch einen periodisch wiederkehrenden, anfallartigen, pulsierenden und halbseitigen Kopfschmerz, der von zusätzlichen Symptomen wie Übelkeit, Erbrechen, Lichtempfindlichkeit oder Geräuschempfindlichkeit begleitet sein kann. Bei manchen Patienten geht einem Migräneanfall eine Migräne-Aura voraus, während der insbesondere optische oder sensible Wahrnehmungsstörungen auftreten. Es sind aber auch motorische Störungen möglich. Die Diagnose wird nach Ausschluss anderer Erkrankungen als Ursachen üblicherweise mit Hilfe einer Anamnese gestellt." (1)

Da Migräne – auch mit ihren „Vorboten" oder der Aura oft manchen MS-Symptomen ähnelt, wurde mancher MS-Patient schon irrtümlich auf „Migräne" behandelt, bis weitere deutliche Symptome aufzeigten, dass es Multiple Sklerose ist (umgekehrt übrigens auch). Außerdem leiden viele MS`ler zusätzlich unter Migräne. Bei mir waren die Migräne-Attacken besonders schlimm, als ich noch Interferon spritzte. (Mittlerweile bin ich ohne Basistherapie). Meine persönlichen CBD-Erfahrungen kommen im Anschluss an diesen Text.

Hier nun ein Auszug der unabhängigen CBD-Ratgeber-Seite: https://cbdratgeber.de/therapie/migraene/

Kann CBD bei Migräne helfen?

„Das aus der weiblichen Hanfpflanze gewonnene CBD (Cannabidiol) weist in erste Linie eine blockende wie auch hemmende Wirkung auf. Das bedeutet, dass die körpereigenen Cannabinoide (Anandamid (AEA) und 2-Arachidonylglycerin (2-AG) positiv stimuliert auf das eingenommene

Cannabidiol reagieren. Dabei entstehen ein Zusammenspiel bzw. eine Wechselwirkung.

Im Fall der Migräne-Krankheit kann CBD wie folgt wirken: Die im menschlichen Gehirn vorhandenen Rezeptoren werden durch das CBD angeregt, das Senden und Empfangen von verschiedenen Botenstoffen zu verstärken. Unter anderem werden auch die Botenstoffe, die für das Ausdehnen und Zusammenziehen von Blutgefäßen zuständig sind, durch das Cannabidiol angesprochen. Dabei entsteht eine positive Wechselwirkung, die den Druck aus den ausgedehnten Blutgefäßen nimmt. Diese ausgedehnten Blutgefäße drücken auf bestimmte Regionen des Gehirns, was wiederum eine der Hauptursachen für den lähmenden Kopfschmerz bei Migräne darstellt. Weiter kann CBD bei Migräne ebenso auf das komplette Nervensystem entkrampfend und entspannend wirken.

Cannabidiol bei Migräne eingenommen kann ebenfalls der Übelkeit und den Verdauungsstörungen entgegenwirken, da CBD eben auch bei vielen Magen- und Darmkrankheiten eingesetzt wird. Weiter wirkt Cannabidiol auch durch die Tatsache, dass CBD die körpereigene Produktion von Glutamat eindämmt, was sich ebenfalls als extrem schmerzlindernd erweisen kann." (2)

Wie ich ja schon so oft beschrieben habe, hilft mir CBD hauptsächlich gegen die Fatigue (= abnorme Erschöpfung/Erschöpfbarkeit).

Ich wurde im Laufe der Zeit kraftvoller, energiegeladener, konzentrierter und ausdauernder. Da sich CBD beruhigend auf die Psyche auswirkt, entwickelte ich auch mehr Gelassenheit und Mut. Denn das habe ich für mich und auch bei vielen anderen Betroffenen festgestellt: Wenn man sich wieder mehr zutraut, dann wird man auch insgesamt stabiler.

Ich selbst habe mittlerweile zum Glück nur noch ganz selten Migräne! Aber, und das ist für mich sowieso ein wundervoller Effekt des Cannabidiols: Seit ich CBD nehme und Schmerztabletten einnehmen muss, wirken diese DEUTLICH schneller!

Gerade bei Migräne soll man ja bei den ersten Anzeichen/Vorboten Medikamente einnehmen. Seit ich CBD nehme, habe ich keine speziellen Migräne-Tabletten mehr gebraucht, sondern nehme nur noch handelsübliche Schmerztabletten ein – die nicht verschreibungspflichtig sind.

Allein DAS ist für mich schon wundervoll, denn ohne solch starken Medikamente zurecht zu kommen, ist einfach toll. Außerdem wurde ich ja insgesamt viel entspannter und gelassener durch die Einnahme des CBD und konnte sogar mittlerweile fast komplett mein Antidepressivum absetzen.

Diese innere Ruhe und Gelassenheit macht sich natürlich auch in punkto Schmerzen und Migräne bemerkbar – denn wenn der Stresslevel sinkt, ist die Gefahr (bei mir zumindest) für eine Migräne geringer.

LINKS:

1 – https://de.wikipedia.org/wiki/Migräne
2 – https://cbdratgeber.de/therapie/migraene/

*Kann CBD bei Fatigue helfen?

Wer meine Beiträge regelmäßig verfolgt, weiß, dass auf diese Frage von mir nur ein klares und eindeutiges JA kommen kann.

Seit ich CBD-Öl nehme, verbessert sich meine Fatigue enorm, bzw. die von mir überaus gefürchteten Fatigue-Attacken, die sich noch auf die Grunderschöpfung Fatigue draufsetzen, werden deutlich weniger und bleiben manchmal tagelang aus. JUHU! ☺

Das bedeutet für mich, dass ich eine deutlich höhere Lebensqualität habe.

Und wirklich: ich sage das nicht nur so, sondern das CBD hilft mir WIRKLICH! Menschen, die mich von vor gut 2 Jahren und länger kennen, erkennen mich zum Teil kaum wieder und sprechen mich auf Veranstaltungen oder gar auf der Straße an, ob es mir besser ginge, da ich gelöster und fitter aussehe und auch stabiler geworden bin – das heißt, ich kann bei Partys auch mal länger aushalten! ☺

Was ist Fatigue bei MS?

In diesem Artikel - http://multiple-arts.com/was-ist-fatigue-beims/ **habe ich genau beschrieben, was Fatigue ist!**

Ich möchte das Wichtigste in Bezug auf CBD nochmal erläutern:

Die **primäre Fatigue** ist die direkte Folge der Schädigung des zentralen Nervensystems durch die Erkrankung (die MS-typischen Schädigungen haben eine Verlangsamung der Reaktionen zur Folge, was dann zu dieser abnormen Müdigkeit führt).

Speziell die Schädigung des Myelins, der Schutzschicht der Nerven, hat eine Verlangsamung der Reizweiterleitung zur Folge. Dies könnte die extremen Symptome erklären.

Des Weiteren wird vermutet, dass Fatigue mit der Schädigung der Nebennierenrinde zusammenhängt. Die Nebennierenrinde ist Bestandteil der Nebennieren, die sich am oberen Rand der Nieren befinden. Dort werden lebenswichtige Hormone produziert. Und diese sind auch für die Leistungsbereitschaft zuständig. Chronische Entzündungen führen stets auf Dauer zur Schwächung der Nebennierenrinde.

Fatigue: CBD/Hanf hilft!

Hanf wirkt entgiftend und ist somit GUT für die Nieren und auch die Leber. Die Leber wiederum ist auch – ganzheitlich betrachtet – ein wichtiges Organ, um Lebens-Energie zu spenden. Meine Osteopathin hat von der ersten Untersuchung an gesagt, dass meine Erschöpfung mit der Leber zu tun hätte und hat viel daran „gearbeitet". Sie war total begeistert, als ich ihr dann von meinem CBD-Öl erzählte und meinte, das wirke in meinem Fall dann direkt auf die Leber, entgifte und würde mir somit zu mehr Kraft und Energie verhelfen – und: sie hat Recht behalten! ☺

Das heißt also: CBD ist gut für Leber und Niere, die wiederum das Hormonsystem mit beeinflussen. Es ist entzündungshemmend (nachgewiesen), was wiederum für die MS an sich und den ganzen Prozess förderlich und heilend ist. Laienhaft stelle ich mir vor: wenn das CBD die Entzündungen minimiert und den Körper, beziehungsweise das ganze System entlastet, können vielleicht auch die Reizweiterleitungen wieder einfacher funktionieren. Dadurch könnte die Leistungsbereitschaft wieder steigen.

Die **sekundäre Fatigue** hingegen ist nicht direkt auf die MS zurückzuführen, sondern kann als Folge von nicht direkt im Zusammenhang mit MS stehenden Faktoren auftreten. Es handelt sich hierbei um Müdigkeitserscheinungen, die ausgelöst durch verschiedene Faktoren eine Rolle spielen. So schränken Schlafstörungen die Leistungsfähigkeit am Tage ein und erhöhen die Ermüdbarkeit. Symptome wie Geh- und Sehstörungen können dazu führen, dass alltägliche Tätigkeiten für den Körper sehr anstrengend sind und schneller eine Erschöpfung eintritt.

Bei der sekundären Fatigue können durch CBD beispielsweise die Schlafstörungen, die für eine allgemeine abnorme Müdigkeit und auch den Leistungsabfall verantwortlich sind, ausgehebelt werden. Denn CBD gilt als schlaffördernd und entspannend.

Bei mir ist es zwar so, dass mich CBD wach macht (und mir deshalb auch so gut gegen die Fatigue hilft), aber es entspannt mich – ich konnte sogar mein Antidepressivum mehr als um die Hälfte verringern – und meine Schlafqualität hat sich trotzdem deutlich verbessert.

Ich brauche ja immer mal wieder Schlaftabletten, wenn ich nach schweren oder aufregenden Tagen so gar nicht zur Ruhe komme. Mir ist aufgefallen, dass ich sie nun deutlich seltener brauche und das ist für mich eine kleine Sensation!

Des Weiteren wurde meine Geh-Fähigkeit auf Grund der regelmäßigen Einnahme des CBD besser, da ich mich insgesamt stabiler fühle, wieder mehr Kraft und Konzentration und somit auch mehr Ausdauer und Stabilität habe und mir mehr zutraue, was die Muskulatur stärkt.

Das ist mir beim Gassi-Gehen aufgefallen – ganz praktisch, als ich eines Tages den Anstieg auf dem Rückweg fast problemlos schaffte und nicht zigmal zwischendurch stehen bleiben musste. Das wiederum baut Muskeln auf und gibt auch psychische Sicherheit, was ein toller Motivator für „noch mehr" ist.

Mein Fazit: CBD und Fatigue:

Das heißt also: CBD ist deshalb ein „Allround-Könner", der körperlich UND psychisch stabilisiert, mehr Selbstvertrauen gibt, und somit deutlich mehr Lebensqualität schenkt. Für mich ein echter Gewinn und ein Geschenk ans LEBEN, an meine Lebendigkeit und vor allem in meinem Alltag! ☺

Der „CBD-Ratgeber.de" sagt Folgendes zu CBD und MS:

„Das Cannabidiol zählt zu den wirksamsten und stärksten Cannabinoiden der Hanfpflanze und wirkt dabei nicht nur vielseitig, sondern auch nicht-psychoaktiv (keine Rauschzustände). Die Vielseitigkeit des Nahrungsergänzungsmittels ist gerade bei einer Krankheit wie MS ein wichtiger Aspekt.

CBD wirkt direkt im Zusammenspiel mit dem körpereigenen Endocannabinoid-System. Dies ist ein Teil unseres Nervensystems. Dort werden lebenswichtige Botenstoffe und Zellen gebildet, die unser allgemeines Wohlbefinden regulieren und steuern. Da CBD in erster Linie auch entzündungshemmend und schmerzlindernd wirkt, kann das Cannabidiol vielversprechend gegen die MS-Schmerzen angehen.

Weiter kann CBD in der Lage sein, die Entzündungsherde einzudämmen. Dies ist medizinisch aber nicht belegt. Auch gerade bei den schmerzhaften wie auch beängstigenden Schüben einer Multiplen Sklerose, kann CBD schnell und zuverlässig direkt in das Nervensystem eingreifen. MS ist eine unheilbare Krankheit, die nicht nur sehr viel Schmerzen bereitet, sondern auch noch ein hohes Maß an Lebensqualität kostet. CBD kann Multiple Sklerose zwar nicht heilen, aber kann Schmerzen und Nebenwirkungen lindern.

Im Internet sind zahlreiche Berichte von MS-Patienten zu lesen, die dank CBD ihre MS-Schübe lindern konnten. Weiter kann CBD dabei helfen, an Körpergewicht abzubauen.

Besondere Erfolge zeigt CBD bei der typischen MS-Fatigue. Hier helfen morgens einige Tropfen beispielsweise, um die Fatigue-Attacken einzudämmen und insgesamt minimaler zu halten, sodass eine neue Lebensqualität entstehen kann. Ebenso kann man zusätzlich noch DIREKT bei einem „Fatigue-Anfall" CBD zu sich nehmen und in den meisten Fällen wirkt es sofort.

Bei anderen MS-Betroffenen hilft CBD wiederum beim Ein- und Durchschlafen und auch direkt zur Beruhigung.

Wer CBD nimmt, berichtet fast immer über eine allgemeine entspannende Wirkung, die gut tut und gerade bei MS mit den beschriebenen Ängsten eine gute Hilfe und sinnvolle Unterstützung ist. Oft können sogar Antidepressiva heruntergesetzt werden. Hier ist unbedingt festzustellen, dass CBD nicht high macht.

Spastiken und Schmerzen werden ebenfalls durch CBD erträglicher und Schmerzmittel scheinen schneller zu wirken.

Beim sogenannten „Uhthoff-Phänomen" (gestörtes Hitzeempfinden) scheint es ausgleichender zu wirken, sodass die körperliche Erwärmung etwas einfacher zu ertragen ist."

Fazit:

Da sich durch Einnahme von CBD der Allgemeinzustand bei MS wirklich verbessern kann, ist die Lebensfreude und somit die Lebensqualität deutlich höher, man ist insgesamt belastbarer, traut sich wieder mehr zu und erlangt dadurch einen ganzheitlich besseren Allgemeinzustand – eine bessere Balance zwischen Körper, Geist und Seele.

Bei jedem MS´ler verläuft die MS unterschiedlich, beginnt zu verschiedenen Zeitpunkten und hat wirklich bei jedem Betroffenen ein anderes Gesicht – und doch gibt es Gemeinsamkeiten und Überschneidungen und bei fast jedem Betroffenen hilft CBD auf eine oder mehrere Weisen.

Anzumerken ist, dass CBD nicht bei jedem Menschen gleich wirkt, aber gerade bei MS scheint es ein gutes und zuverlässiges Mittel zu sein, das legal

ist, frei von Nebenwirkungen und rein pflanzlich ist. Zudem gilt es als Nahrungsergänzungsmittel.
(https://cbdratgeber.de/therapie/multiple-sklerose/)

Link:

✓ http://multiple-arts.com/was-ist-fatigue-bei-ms/

INFO vom cbdratgeber.de

Multiple Sklerose (Encephalomyelitis Disseminata – ED) ist eine neurologische chronische Erkrankung des zentralen Nervensystems (ZNS). Umgangssprachlich wird die Erkrankung auch **MS** genannt. Sie tritt meist zwischen dem 20. und dem 40. Lebensjahr auf und betrifft mehr als zwei Drittel Frauen. Leider konnte bis heute weder die genaue Ursache, noch eine Heilungsmethode für diese Erkrankung gefunden werden. Man nimmt an, dass MS durch eine Autoimmunreaktion hervorgerufen wird: Entzündungsherde (Läsionen) in Gehirn oder Rückenmark beschädigen die Nervenhüllen, wodurch die Weiterleitung der Signale unterbrochen wird und es in Folge zu neurologischen Ausfällen kommen kann. Wir vom CBD-Ratgeber widmen uns der Frage:

Kann man **CBD bei Multiple Sklerose** anwenden?

Multiple Sklerose – Das Krankheitsbild

Bei MS sind Entzündungsherde der Grund aller Beschwerden und Symptome. Die Stellen, an denen die Entzündungsherde im Gehirn und/oder Rückenmark sitzen, sind für die Art der Symptome maßgeblich und verursachen die entsprechenden Symptome und Beschwerden bzw. Ausfälle. Dadurch ist die Weiterleitung elektrischer Impulse zwischen den verschiedenen Nerven- und Körperzellen gestört.

Die Entzündungen sind bei jedem Patienten unterschiedlich, ebenso wie Zeitpunkt und Ausmaß der eventuellen Schübe oder des progredienten Verlaufes. Für die Betroffenen, aber auch für die Angehörigen, bedeutet die Krankheit und deren **Unberechenbarkeit** eine große **Unsicherheit für die Zukunft** und löst verständlicherweise auch viele Ängste aus.

MS ist die bekannteste wie auch die häufigste Nervenerkrankung in der westlichen Welt. So sind zum Beispiel in Afrika und Südamerika weniger Menschen von Multipler Sklerose betroffen, als in Mitteleuropa oder den USA. **Weltweit sind circa 2,5 Millionen Menschen an MS erkrankt.**

Es wird vermutet, dass auch Umwelteinflüsse das Risiko erhöhen, an MS zu erkranken. Die Hypothese, dass MS vererbbar ist, wird durch zahlreiche Studien widerlegt. Typische Symptome für MS sind unter anderem Sehstörungen, **Fatigue** (= abnorme Erschöpfung), Schwindel, Gangunsicherheiten, Koordinations- und Gleichgewichtsstörungen, Schmerzen, Konzentrationsstörungen, Inkontinenz, Spastiken, das Uhthoff-Phänomen (gestörtes Hitzeempfinden), Sensibilitätsstörungen und vieles mehr.

MS:

Hast Du jemals einen Schnitt in Deinem Arm oder Bein gehabt, der dann durch eine Entzündung zu einer größeren Wunde wurde???
Und trotz Behandlung wurde der Schnitt größer und größer und es entstand eine Narbe?

Nun, das ist genau das, was wir MS-Patienten in unserem Gehirn und in der Wirbelsäule haben:

Unser eigenes Immunsystem kämpft gegen sich selbst an und es entstehen aus den Entzündungen „Narben" (Läsionen) - sie werden größer und größer... Und sie heilen selten ganz ab. Sie sind immer da und manchmal entzünden sie sich von Neuem. Außerdem kommen im Laufe der Zeit unzählige neue Narben dazu.

Du kannst sie ohne MRT nicht sehen, aber WIR spüren sie jeden Tag.
-frei nach „keep s´myeling"-

by MULTIPLE-ARTS.com

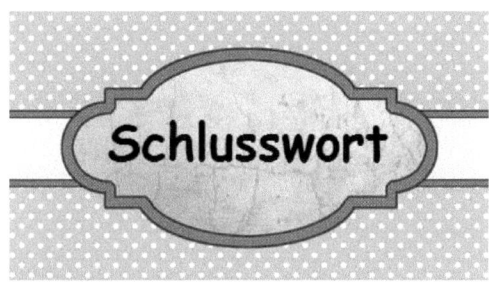

Liebe Leser,

ich hoffe, ich konnte Sie mit einem Querschnitt an Informationen und Eindrücken, sowie mit ein paar Tipps animieren, sich Ihrer eigenen Erschöpfung zu stellen, und/oder besser zu verstehen: ob bei sich selbst oder auch bei Anderen.

Reden Sie miteinander, besprechen Sie, wie Sie miteinander umgehen möchten, welche Erwartungen und Wünsche dabei jeder hat und wie Sie Ihren (gemeinsamen) Alltag eventuell anders, besser oder effizienter, sowie ruhiger und entspannter regeln können – und zwar so, dass alle Beteiligten zufrieden sind.

„Erschöpfung" ist quasi die „Überschrift" eines Zustandes, aber was genau es ist, das gilt es herauszufinden. Zögern Sie nicht, sich professionelle Hilfe zu suchen und vor allem einem Arzt Ihr Problem anzuvertrauen.

Niemand muss sich für eine Diagnose Erschöpfung/ Depression/ Burnout schämen – es kann einfach jeden treffen! Und oft ist man als Betroffener kaum mehr in der Lage, sich selbst zu helfen, sondern ist auf Hilfe eines Angehörigen/Freundes angewiesen.

Ich wünsche Ihnen allen einen GUTEN Weg und alles erdenklich Liebe und Gute,

Heike Führ

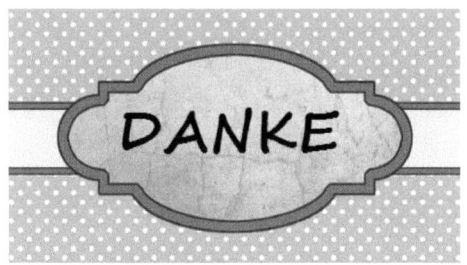

Ich danke meiner treuen Leserschaft und kann immer wieder nur beteuern, dass es mir sehr viel bedeutet, dass meine Bücher von so vielen Menschen gelesen werden! ☺

Das ist wirklich der schönste Lohn.

Ebenso DANKE an alle Follower meines Blogs und meiner Facebook- und Instagram-Seite: Ihr bereichert mein Leben! Der rege Austausch tut auch mir sehr gut und motiviert mich, immer weiter zu recherchieren und zu berichten.

Danke an meinen Mann Peter! ☺ **Du weißt warum!!!!**

Danke an meine **Kinder, Schwiegerkinder und Enkel** – Ihr gebt mir immer wieder die nötige Kraft! Ohne Euch wäre mein Leben weniger lebendig und schön!

Danke an meine mich so sehr **unterstützende Mama** und an meinen Bruder mit Frau. ☺

Danke an meine wahren Freunde, die mich so nehmen wie ich bin.

Danke an Claudia, die beherzt das Buch zigmal Korrektur gelesen hat! :)

Danke auch an den **cbdratgeber.de**. Durch Euch lernte ich die Wirkungsweise von CBD zu verstehen und kann es somit in die Welt hinaus transportieren. Danke auch, dass ich die Artikel verwenden darf.

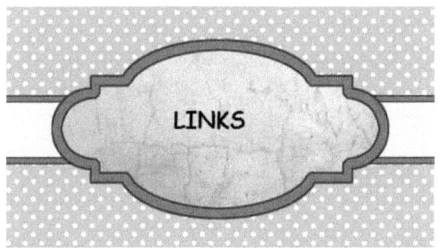

LINKS

https://www.multiple-arts.com
https://cbdratgeber.de/
https://www.dmsg.de
https://www.hanf-gesundheit.de
https://www.onmeda.de/symptome/erschoepfung.html
https://www.onmeda.de/symptome/erschoepfung.html
https://en.wikipedia.org/wiki/Emotional_exhaustion

1-1 https://de.wikipedia.org/wiki/Stress

2-2 http://www.aktiv-mit-ms.de/leben/artikel/stress-bei-ms-so-gutwie-moeglich-meiden/

3-3 https://exploringyourmind.com/what-is-emotional-fatigue/

1 https://drkatharina.com/the-emotional-and-mental-causes-for-chronic-fatigue/

2 https://de.wikipedia.org/wiki/Emotion

<u>Weitere Links:</u> https://gedankenwelt.de/die-emotionale-erschoepfung-der-feind-des-alltags/
https://www.fatigatio.de
https://nwzg.de/ueberlastete-leber-chronisches-muedigkeits-syndrom/
http://www.pixabay.com

Meine chronische Erkrankung verschleißt mich!

Du siehst mich und bildest Dir vermutlich eine Meinung
von mir und von dem, was ich tue, arbeite
oder auch über meine Bereitschaft zu helfen ...

Aber da ich eine chronische Krankheit habe,
die meinen Körper ununterbrochen attackiert
und mich deshalb selten wirklich "FIT" fühle,
ist es manchmal sehr hart für mich,
die kleinste Motivation aufzubringen,
Irgendetwas zu tun.

Denn sogar die einfachsten Aufgaben
können mich völlig auslaugen
und tiefe Spuren hinterlassen.

Bitte versuche,
mich und meine besondere Situation
zu **verstehen**,
bevor Du über mich urteilst!

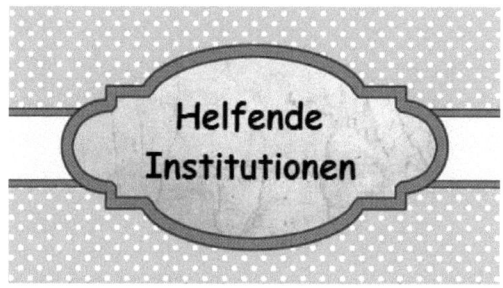

Hier habe ich ein paar wichtige allgemeine Stellen herausgesucht, wohin man sich im Notfall wenden kann:

- **Telefonseelsorge**: sie ist Tag und Nacht erreichbar: 0800 – 111 0 111 oder +49 (0)800 111 0 222

- **Adressen von Therapeuten mit psychoanalytischer Ausrichtung**: sie gibt es bei der Deutschen Gesellschaft für Psychoanalyse und Tiefenpsychologie (DGPT)

- **Adressen von Beratungsstellen** in Ihrer Nähe finden Sie bei der Deutschen Arbeitsgemeinschaft für Jugend- und Eheberatung (DAJEB)

- Für Menschen mit **MS** gibt es beispielsweise die Deutsche Multiple Sklerose Gesellschaft (DMSG)

Die Homepage der Autorin zum Thema
MS (Multiple Sklerose)

https://www.multiple-arts.com

Und auf Facebook: <u>MULTIPLE ARTS</u>

<u>https://www.facebook.com/multiple.sklerose.ms/</u>

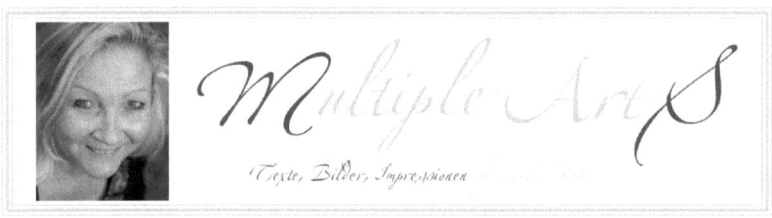

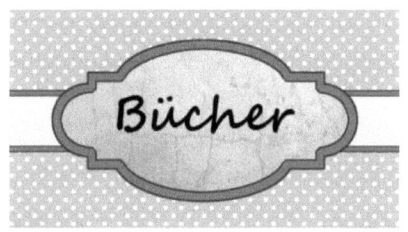

Die Bücher der Autorin:

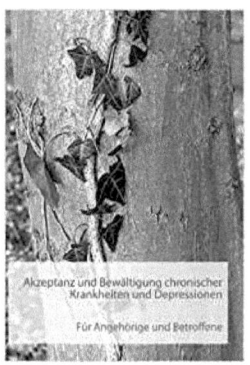

Bewältigung chronischer Krankheiten und Depressionen / Für Angehörige und Betroffene

Verlag: BoD
ISBN 9783739245331
228 (23 farbige) Seiten

BEWÄLTIGUNG einer chronischen Erkrankung, Bewältigung von Depressionen und der Umgang mit diesen: das ist das Thema des Buches. Die Autorin, selbst an MS erkrankt, nutzt ihre Erfahrung als erfolgreiche Bloggerin und den damit verbundenen vielfältigen Kontakten zu chronisch Kranken und bereichert das Buch mit fachlichen Informationen rund um

Depressionen, über das Erschöpfungssyndrom (Fatigue), das auch bei vielen Krebspatienten auftritt und über chronische Krankheiten im Allgemeinen.

Sie zeigt Bewältigungsstrategien auf und untermauert diese mit wertvollen pädagogischen Erklärungen und vermittelt somit nicht nur Bewältigungsstrategien für schwer Erkrankte, sondern auch für das Leben an sich!

Ein besonderes Augenmerk liegt auf den Angehörigen chronisch Kranker – ihnen ist ein komplettes Kapitel gewidmet, denn die Erkrankung betrifft auch immer das soziale Umfeld des Betroffenen. Ein Ratgeber für den Weg zu einem erfüllten Leben, untermalt mit vielen farbigen Fotos und Sprüchen.

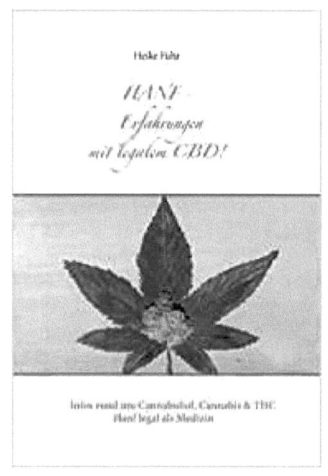

Hanf - Erfahrungen mit CBD! : Infos rund um Cannabidiol, Cannabis & THC

CBD, Cannabis - HANF! Was ist all dies, ist es legal oder illegal? Macht es high oder abhängig? Wie nimmt man es ein? Was bewirkt es? Diesen

Fragen widmet sich die Autorin, die selbst seit 2017 täglich CBD-Öl konsumiert, engagiert mit vielen Recherchen.

Im Buch findet man alles rund um CBD: Wirkungsweisen und Anwendungsgebiete, sowie viele Infos und Erklärungen. All dies ist gepaart mit ehrlichen Erfahrungswerten.

Führ ist aktive Bloggerin im Bereich "Multiple Sklerose" und hat bereits sehr viele Artikel über CBD und die Anwendungsmöglichkeiten geschrieben! Des Weiteren ist sie erfolgreiche Autorin vieler MS-Begleitbücher, sowie Bücher zu pädagogischen Themen.

CBD ist ihr "persönliches Wundermittel" und hilft ihr enorm gegen einige Symptome der MS - vor allem gegen die erschöpfende Fatigue!

ISBN-10: 3752817275
ISBN-13: 978-3752817270
108 Seiten,
5,99€

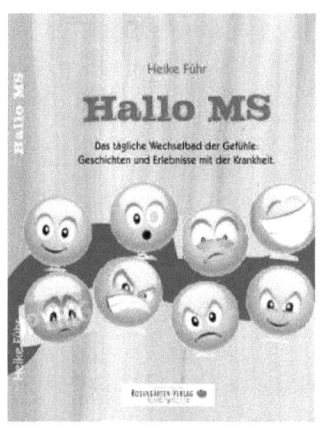

HALLO MS

MS: 2 Buchstaben, die eine vermeintlich geordnete Welt von heute auf morgen auf den Kopf stellen". So beschreibt Heike Führ den Tag ihrer

Diagnosestellung. Wie sie ihren Alltag mit einer solch tückischen und bislang noch unheilbaren Krankheit meistert, beschreibt sie vor allem mit viel Humor und reflektiert in einer gelungenen Mischung aus Problematisierung und Relativierung. Nie werden die Herausforderungen der Krankheit geleugnet und doch triumphiert immer ihr optimistischer Kampfgeist und zeigt eindrucksvoll und selbstkritisch ihren eigenen Weg der Lebensfreude. Die Autorin weigert sich zu resignieren und erzählt ihre kleinen Alltagsfreuden, gespickt mit den Unwägbarkeiten, die durch ihre MS-Symptome unweigerlich dabei sind. "Hallo MS": nicht mehr, nicht weniger. Ein Buch, das Mut macht und Hoffnung weckt, das Anteilnahme authentisch vermittelt, Hilfestellung für den Alltag gibt und sowohl Betroffenen, als auch Angehörigen einen Einblick in die emotionale Verfassung eines chronisch kranken Menschen bietet, Ängste und Sorgen aufzeigt, aber dabei immer nach vorne schaut und niemals vor Selbstmitleid trieft. Kurzweilig und sehr alltagsnah - somit für Jedermann interessant.

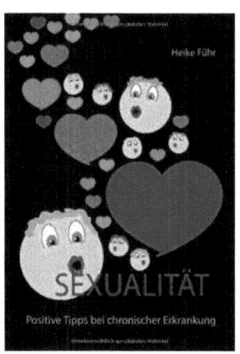

Intimität ist mehr als Sex – Wenn SEX zur Nervensache wird…

Kaum ein Gebiet ist so intim, Scham – und Angstbesetzt, wie die eigene und die Paar-Sexualität. Und kaum etwas anderes in einer Beziehung macht uns so verletzlich. Dabei ist Sexualität eine wundervolle Möglichkeit, Nähe zum geliebten Partner herzustellen und zu halten, oder in schwierigen

Lebensphasen nicht den „Kontakt" zueinander zu verlieren. Aber besonders wenn ein Paar mit der Diagnose einer chronischen Erkrankung, wie z. B. MS, konfrontiert wird, versteht man, wie wichtig es ist, sich gegenseitig zu begreifen. Hier hilft die Autorin mit Ratschlägen, die sie auf Grund vieler Recherchen und Interviews mit an „Multipler Sklerose" - Erkrankten führte. Aber auch für Singles hält die Autorin Vorschläge bereit! Alltagsnah und somit sowohl für „Gesunde" als auch für chronisch Kranke, ist dieses Buch ein Begleiter in Sachen Sexualität. Behutsam wird der Fokus auf das gegenseitige Verstehen und Vertrauen gelenkt und zeigt Gesprächs-Formen auf. Ein kurzweiliger und lebensnaher kleiner Ratgeber, der in keinem Haushalt fehlen sollte. Taschenbuch: 68 Seiten - Verlag: Books on Demand; Auflage: 1 (24. September 2014) - ISBN-10: 3735793991

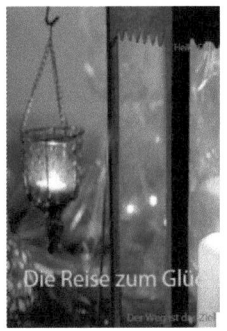

Die Reise zum Glück – Der Weg ist das Ziel

Ein Buch für alle Sinne – zum Anschauen und Genießen, zum Verstehen und Lernen.

Der Weg zum Glück –nicht als Wettbewerb, sondern mit Freude und Achtung der eigenen Persönlichkeit.

Dass Glücksempfinden auch mit einer chronischen Erkrankung möglich ist, zeigt Autorin Heike Führ noch zusätzlich mit liebevoll gestalteten Bildern, Zitaten, Texten und vielen wissenschaftlichen Recherchen auf.

Ein Buch für Gesunde ebenso wie für Gehandicapte – Entspannung pur, viele Anregungen und Tipps.

„Der Weg ist das Ziel" könnte das Motto des Buches sein – geht es eigentlich nur um das wahrnehmen der kleinen großen Dinge im Leben.

Buchdaten:

„Die Reise zum Glück", 12,99€

204 Seiten (z. Teil farbig) / Verlag: BoD, ISBN: 9-783739-200897

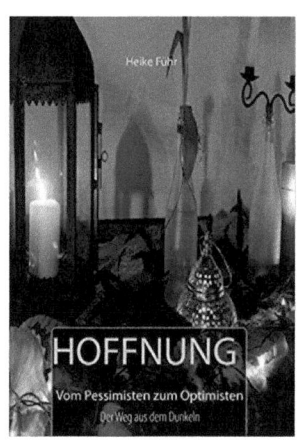

Hoffnung - vom Pessimisten zum Optimisten

Das Buch ist eine Fortsetzung des Buches „Die Reise zum Glück", ist aber ebenso getrennt davon lesbar. Es zeigt Wege auf, wie man zu sich selbst findet, sein Selbstbewusstsein stärkt und somit offen für das HOFFEN wird. Die Autorin setzt sich auf vielen Ebenen mit dem Thema Hoffnung auseinander und so ist ein Werk zum Lernen, Genießen und Anschauen entstanden, gewürzt mit vielen fachlichen Infos. Ein Buch für alle Sinne, optimistisch und zukunftsorientiert. Es ist für Gesunde ebenso wie für Gehandicapte geeignet. Entspannung und Bewusstwerden - Das ist das Ziel des Buches. Dafür sorgen Zitate, Energiebilder, eigene Texte und viele Impressionen.

148 Seiten

ISBN 978-3-7431-0181

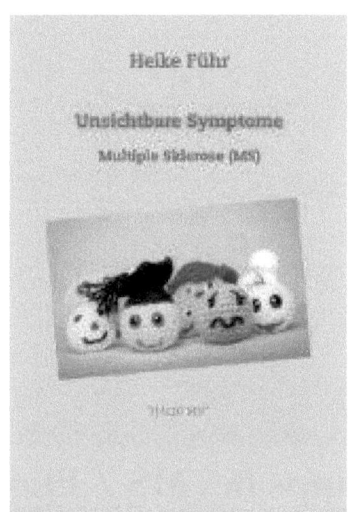

UNSICHTBARE Symptome

Nach dem erfolgreichen Erstlingswerk „Hallo MS" und dem kleinen Ratgeber „SEXUALITÄT/Tipps bei chronischen Erkrankungen", nimmt sich die Autorin diesmal den „UNSICHTBAREN SYMPTOMEN" der MS (Multiple Sklerose) an. Sätze wie „Du siehst gar nicht krank aus!", oder gut gemeinte Ratschläge, wie „Du musst Dich nur mal ordentlich ausschlafen", kann kein ernsthaft Erkrankter mehr hören. Heike Führ erklärt anschaulich die unsichtbaren Symptome der MS.

Ihre Texte sind voller Emotionen, Optimismus, Lebensmut und auch Sarkasmus geschrieben. Sie beschreiben sowohl Betroffenen, als auch Angehörigen in aller Deutlichkeit, warum nicht sichtbare Symptome ebenfalls ein ernstzunehmendes Problem darstellen. Außerdem zeigt sie auf, wie kränkend es für Betroffene ist, wenn man diese Symptome nicht wahrnimmt und ihnen vor allem keinen Glauben schenkt. Nicht nur für MS'ler und Außenstehende, auch für viele andere chronisch Kranke ist dieses Buch Balsam auf der Seele.

Taschenbuch: 84 Seiten - Verlag: Books on Demand; Auflage: 1 (22. Januar 2015) - ISBN-10: 3734755646

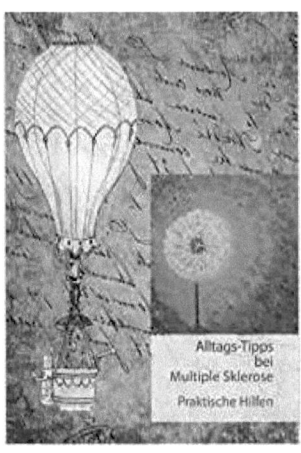

Alltags-Tipps bei MS / Praktische Hilfen

„Alltags-Tipps in vielerlei Hinsicht – das ist die Intention des Buches. Je nach Verlauf und je nach Ausprägung der „tausend Gesichter" der MS wird sich auch der jeweilige Alltag gestalten. Die routinierte Autorin gibt praktische Tipps zu Hilfsmitteln oder Alltags-Situationen ebenso, wie sie mit fachlichen Infos zur Seite steht. Ein Buch zum Lernen und auch Zurücklehnen, zum Schmunzeln und sehr hilfreich mit all den vielfältigen Anregungen. Für MS'ler ist es ebenso geeignet, wie auch für andere körperlich Behinderte.

Lebensnahe auf die Praxis bezogene Tipps bilden den Hauptteil. Sie rundet all dies mit ihren authentischen Texten rund um Behinderungen, wie beispielsweise Multiple Sklerose, ab und hilft damit sowohl Betroffenen, als auch Angehörigen enorm." Buchdaten:

Autorin: Heike Führ

„Alltags-Tipps bei Multiple Sklerose"

Verlag: BoD, 128 Seiten

ISBN: 9783739224664

Euro: 7,99.-

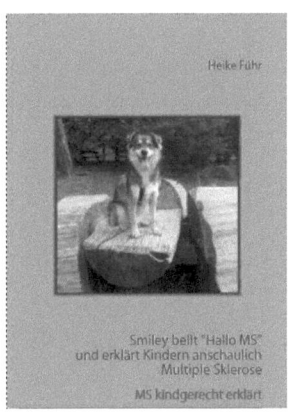

Smiley erklärt Kindern MS

Dieses anrührende Kinderbuch beschreibt an Hand von dem süßen Mischlingshund Smiley und seinen beiden Freunden Fine und Balou anschaulich und sehr kindgerecht, was Multiple Sklerose (MS) ist. Smiley erklärt äußerst behutsam auf der Ebene des Kindes, wie sich MS äußern kann und wie es einem betroffenen Elternteil oder anderen betroffenen Angehörigen und Freunden mit MS gehen kann. Mit schönen authentischen Fotos und lustigen Geschichten aus seinem Hundeleben verknüpft er diese Botschaft so zartfühlend und hinreißend, dass Kinder bei der Begeisterung über den Hund Smiley und seine Freunde die Dramatik einer chronischen Erkrankung zwar begreifen, sie aber niemals als bedrohlich erleben. Die Autorin hat sich ihre jahrzehntelange Berufserfahrung als Erzieherin mit vielen pädagogischen und psychologischen Weiterbildungen zu Nutze gemacht und empathisch ein Kinderbuch, das auch gleichzeitig ein Ratgeber ist, geschrieben. Ein Buch, das man auch Erwachsenen zum besseren Verständnis der MS in die Hand drücken kann.

Der komplette Erlös geht an den Tierschutzverein Santorini e.V.

Taschenbuch: 48 Seiten - Verlag: Books on Demand; Auflage: 1 (24. Februar 2015) - ISBN-10: 373476730X

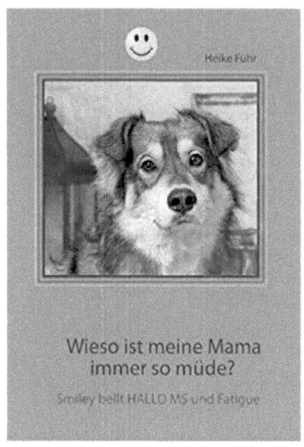

Wieso ist meine Mama immer so müde? Smiley bellt HALLO MS und Fatigue

Dieses Buch ist die perfekte Ergänzung zum Buch "Smiley bellt Hallo MS!".

Smiley erklärt auf der Ebene des Kindes sehr kindgerecht das Symptom "FATIGUE" - die große Müdigkeit bei MS - und beantwortet außerdem noch detailliert viele FRAGEN rund um die MS!

Farbige Fotos, Zeichnungen und Erklärungen runden das Buch ab und wer sich in Smiley, den süßen Mischlingshund, nicht schon im ersten Buch verliebt hat, wird es spätestens nun nicht mehr schaffen, seinem Charme zu widerstehen. Ein Buch, das nicht nur für Kinder geeignet ist, denn es erklärt so unkompliziert MS und FATIGUE, dass es für Jedermann interessant und informativ ist.

ISBN-10: 3743111608

EURO: 5,99.-

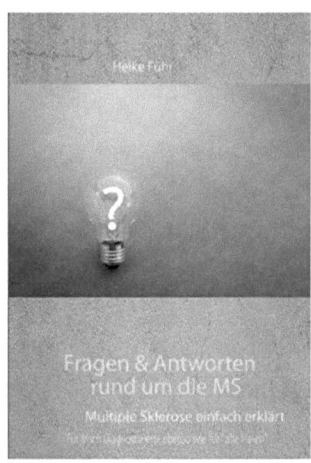

Fragen & Antworten rund um die MS: Multiple Sklerose einfach erklärt

Die routinierte und erfahrene MS-Bloggerin und Autorin Heike Führ kennt aus unzähligen Gesprächen mit Betroffenen und deren Angehörigen die häufigsten Fragen, die sich zu Beginn einer MS-Diagnose oder im Laufe der Erkrankung auftun.

Und nicht nur Neuerkrankte fühlen sich unsicher - sogar „alte MS-Hasen" stehen immer wieder einmal vor Fragen und können sich ihre Symptome nicht erklären. MS ist die „Krankheit der 1000 Gesichter" und deshalb kann man, selbst wenn man jahrzehntelang MS hat, plötzlich einem neuen Symptom gegenüberstehen oder durch andere Umstände verunsichert sein.

Dieses Buch hilft im Alltag mit MS, beleuchtet alle wichtigen Sachverhalte rund um die MS und bereichert mit Grafiken und den gewohnt humorvollen, deutlichen und sehr authentischen Texten der Autorin, die selbst seit 1994 an MS erkrankt ist.

Was Sie schon immer über MS wissen wollten? Hier finden Sie es!

ISBN-10: 3744883477 ; EURO: 9,99.-

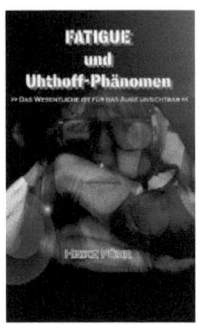

FATIGUE und UHTHOFF-PHÄNOMEN

MS (Multiple Sklerose) ist die Krankheit mit den 1000 Gesichtern. Autorin Heike Führ hat bereits 5 MS-Begleitbücher geschrieben und widmet sich hier jenen zwei UNSICHTBAREN Symptomen der MS, die sie aus eigener Erfahrung sehr gut kennt. Denn gerade die unsichtbaren Symptome schränken das Leben eines MS`lers ein, da man sie ihnen oft nicht glaubt. Die Fatigue und das Uhthoff-Phänomen belasten den MS-Alltag teilweise so allumgreifend und zerstörerisch, dass viele Betroffene bereits früh die Erwerbsminderungsrente erhalten und ihr Leben nach diesen beiden Symptomen ausrichten müssen. Mit wichtigen fachlichen Infos und ihren Geschichten beschreibt die Autorin diese beiden Symptome – einmal sachlich, dann wieder emotional und humorvoll. MS`ler werden sich in den Texten wiederfinden und Angehörige können endlich diese schrecklichen Symptome verstehen.

Bei Bestellung über (www.lesend-helfen.de) gehen 30% des Kaufpreises an die DMSG/ BAER (Kinder mit juveniler MS)

Taschenbuch 99 Seiten - Verlag:
Esch-Verlag - ISBN: 978-3-95555-067-7

JUVENILE MS / Kinder mit MS
ISBN: 9 783739 228792

SMILEY – der kleine Frechdachs mag nicht duschen
108 z.T. farbige Seiten
ISBN 978-3-7392-4325-2

„Der Tanz durchs Leben"
284 zum Teil farbige Seiten
Verlag: BoD
ISBN 9783842350564

FREUNDSCHAFT
164 Seiten
ISBN 978-3-7412-3810-9

GEDÄCHTNIS-Störungen / Kognitive Leistungsstörungen bei MS
152 Seiten
ISBN 978-3-8482-2160-8

LOW CARB für UNTERWEGS
84 Seiten, ISBN 978-3-7386-1713-9

LOW CARB VEGETARISCH & schnell
92 Seiten, ISBN 978-3-7412-7127-4

LOW CARB Kuchen, Gebäck, Pralinen & Torten: Süßes: lecker und einfach!
84 Seiten, ISBN-10: 3743190575
Viele weitere Bücher gibt's auf www.multiple-arts.com/shop